RECHERCHES

SUR LA CONTAGION

DES

FIÈVRES INTERMITTENTES.

RECHERCHES

SUR LA CONTAGION

DES

FIÈVRES INTERMITTENTES:

Par M. F. M. AUDOUARD,

ANCIEN MÉDECIN DES ARMÉES.

Nunc, ratio quæ sit morbis, aut undè repentè
Mortiferam possit cladem conflare coorta
Morbida vis hominum generi, pecudumque catervis,
Expediam.

TITI LUCRETII CARI, *de Rerum Naturâ*, lib. VI.

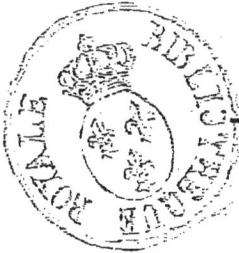

PARIS,

CHEZ MÉQUIGNON-MARVIS, LIBRAIRE,
Rue de l'École de Médecine, n° 9;
Et chez l'AUTEUR, rue Neuve-des-Petits-Champs, n°. 4.

1818.

DISCOURS PRÉLIMINAIRE.

Lorsque des maladies épidémiques contagieuses
règnent sur divers points du globe, est-il à propos
de traiter de la contagion des fièvres intermittentes?
On doit répondre qu'aucun temps n'est particulièrement réservé à l'examen des propositions qui se
rapportent à l'intérêt général; celle que j'avance
aujourd'hui est depuis long-temps l'objet de mes
recherches, et ce que j'en publie ne m'est aucune-
ment suggéré par les circonstances malheureuses
dont quelques peuples de l'un et de l'autre continent souffrent au moment où j'écris (1).

Déjà quelques médecins ont agité la question
relative à la contagion des fièvres intermittentes.
Les uns l'ont soutenue, mais faiblement; d'autres
l'ont rejetée sans la combattre. On doit attribuer
cette diversité d'opinions à ce qu'on manquait de
renseignemens précis sur les maladies qui sont
particulières à certains pays; mais aujourd'hui que
l'influence des climats sur l'économie animale est

(1) Cet ouvrage devait paraître à la fin de l'été de 1817 : des
raisons dont la connaissance n'importe point au lecteur, en ont
retardé la publication. On devra donc se reporter à cette époque
pour tout ce qui sera dit des maladies actuellement régnantes.

a^*

mieux connue, on est conduit à étudier les fièvres intermittentes avec plus de soin, et la proposition qui tend à savoir si elles sont contagieuses, se reproduit avec un nouvel intérêt.

Pour en donner une solution satisfaisante, j'ai cru devoir la présenter sous un point de vue plus étendu que celui sous lequel on l'a considérée jusqu'à ce jour; peut-être même jugera-t-on que j'en ai fait un sujet de discussion tout nouveau. Au lieu de l'examiner isolément, je la traiterai par comparaison, afin de la faire envisager sous plusieurs aspects; ce qui donnera à mes raisonnemens un degré de probabilité que l'on aperçoit plus difficilement dans les raisons tirées immédiatement du sujet, quelle que soit leur justesse.

Sans doute, si je n'avais considéré que les difficultés qui sont inséparables de l'exposition d'une théorie nouvelle, j'aurais jugé cette entreprise au-dessus de mes forces; mais je sais aussi que l'humanité tient compte des efforts que l'on fait pour elle, et dans cette confiance je n'ai pas craint de présenter à la discussion ma théorie sur la *Contagion des Fièvres intermittentes*.

Sans avoir le dessein de combattre directement les anciennes opinions sur cette contagion, j'ai dû néanmoins, pour l'intérêt de la science même, publier des faits qui sont en opposition avec elles, et chercher la solution d'un problème qui se rapporte à l'origine et à la nature des quatre fièvres principales qui attaquent l'homme dans les quatre parties du monde; savoir, la peste, la fièvre jaune, la fièvre intermittente et le typhus.

Le mystère qui cache la nature des fièvres intermittentes est difficile à pénétrer sans doute; mais les difficultés qui sont attachées à ce sujet seront moins grandes si l'on s'éclaire des lumières acquises récemment sur les fièvres qui sont particulières aux pays qui sont placés sous des latitudes plus australes ou plus boréales que celles sous lesquelles nous vivons, et surtout si l'on n'admet des théories anciennes que ce qui aura été confirmé par les connaissances modernes. On ne doit point considérer ce que nos prédécesseurs ont écrit sur les fièvres intermittentes, comme autant de préceptes auxquels il n'est pas permis de toucher; l'investigation de la vérité est de tous les temps; déjà elle a fait découvrir de grandes erreurs, et je ne doute pas qu'un jour on ne qualifie ainsi tout ce qui a été écrit contre la contagion des fièvres intermittentes.

Les siècles passés nous offrent en effet des époques auxquelles les doctrines les plus invétérées ont été tout-à-coup ébranlées. Il s'est fait alors ce qu'on peut appeler des révolutions dans le monde scientifique, et les lois qu'on avait suivies jusqu'à ces mêmes époques ont été remplacées par d'autres lois opposées aux premières. L'hypothèse de Galilée, publiée par Newton, substitua le mouvement des planètes à celui du soleil ; la découverte de la circulation du sang fit réformer d'anciens préceptes ; et de nos jours, l'eau, l'air, la terre et le feu ont cessé d'être considérés comme les élémens de toutes les substances (1).

Si je parlais des classifications des fièvres, je dirais que chaque siècle en a produit de nouvelles, et qu'elles se sont éclipsées successivement, parce qu'elles ont toutes ce vice radical, qu'elles rapprochent des maladies disparates, ou qu'elles éloignent celles qui sont de même nature ; qu'elles

(1) Tout le monde sait ce que Galilée eut à souffrir à cause de sa découverte, et ce que les nouvelles idées sur la circulation du sang attirèrent de déplaisirs à l'infortuné Michel Servet qui, par ce qu'il en dit dans ses Traités du Chistianisme, prépara la grande réputation d'Harvée. Mais sans parler de ces temps d'incrédulité qui sont déjà loin de nous, il suffirait de rappeler l'époque où la chimie moderne nous éclaira sur la nature d'une foule de substances que l'on croyait indécomposables, et où elle porta son flambeau jusque dans le corps humain pour expliquer la plus importante de ses fonctions. On vit alors quelques vieux médecins tourner en ridicule ces utiles innovations et tenir aux erreurs des anciennes doctrines dans lesquelles ils étaient entretenus par la paresse et peut-être aussi par l'affaiblissement des facultés intellectuelles, qui sont familiers à un âge avancé. La cataracte et la surdité *séniles* affligent l'esprit aussi bien que le corps et sont des boulevards que les vérités nouvelles ne peuvent franchir pour combattre les anciennes erreurs qui s'y tiennent retranchées.

donnent des explications imparfaites des phénomènes des maladies, et par conséquent qu'elles
conduisent à une thérapeutique erronée, ou du
moins incertaine ; et, se seraient-elles ainsi multipliées, ces classifications, si l'une d'elles avait
trouvé le secret de la nature des fièvres?

Au lieu d'en proposer une nouvelle, je viens
au contraire rapprocher plusieurs de ces maladies,
et considérer la peste, la fièvre jaune, la fièvre intermittente et le typhus, comme des maladies tellement analogues, qu'elles semblent se confondre,
être de même nature, et constituer seulement autant de variétés qui résultent de l'influence du climat ou des habitudes de l'homme, de la latitude
plus ou moins méridionale des pays, ou de leur
élévation au-dessus du niveau de la mer. Pour
rendre probable une proposition de cette importance, je me suis éclairé des lumières des médecins voyageurs, tant français qu'espagnols et
anglais, et j'y ai ajouté les résultats de mon observation pendant les années que je viens de passer
dans le service médical des hôpitaux militaires.

Dans la carrière que je viens de parcourir, j'ai
vu l'homme transporté subitement des régions méridionales de l'Europe vers les confins de l'Europe
septentrionale. Dans la même année j'ai visité les
bords de l'Ebre et ceux de la Moscowa ; et tandis
que nos armées poursuivaient les ennemis de la

patrie , avec plus de philantropie je poursuivais les ennemis du genre humain. Heureuse combinaison d'efforts où l'on voit l'art, source de gloire, qui détruit l'homme, et celui, plus modeste, qui veille à sa conservation, balancer leurs moyens pour l'intérêt et pour le soutien de la société.

Quoique cette vérité soit bien sentie, on n'en a pas mieux apprécié jusqu'à ce jour les services des médecins militaires. Cette classe de serviteurs est-elle donc d'autant moins recommandable que ses travaux sont plus étendus ? Les combats de la philantropie médicale ont pour champ le monde entier, pour but la santé de l'homme de tous les pays ; et le bien qu'ils procurent, ou les conquêtes qui s'ensuivent, craignent moins la faux du temps que les éclatantes victoires obtenues à force d'inhumanité. On ne saurait le nier, les médecins militaires ont aussi leur genre de gloire à acquérir ; le bruit du canon n'est point le précurseur de leur triomphe : opposés à tout ce qui détruit l'homme, ils recherchent tout ce qui tend à sa conservation ; dans la paix et dans la guerre l'humanité avoue les services qu'ils rendent à la patrie, et à cet égard la médecine militaire française n'a point de rivale.

Pendant le 18me siècle, une nation avide de tous les genres de gloire, étendit ses découvertes avec son commerce dans les quatre parties du monde, et en rapporta des connaissances exactes sur les maladies qui proviennent de la différence des climats. Ce fut en effet aux médecins anglais que l'Europe fut redevable des meilleures descriptions de la fièvre jaune, des fièvres malignes des Indes orientales, des maladies des Européens dans les pays chauds, du scorbut, etc.

La France, à son tour, a vu ses armées non-seulement en Europe, mais encore en Afrique, sur les frontières de l'Asie et en Amérique. De toutes ces expéditions, les médecins militaires ont rapporté les notions les plus précises sur le génie morbifique particulier à ces régions, génie tellement supérieur à la puissance humaine, que seul il s'est opposé à la valeur française et l'a rendue inutile. A ces différentes époques les médecins militaires ont publié divers ouvrages, parmi lesquels on en compte plusieurs qui sont au rang des meilleures productions médicales, et que la science avoue comme autant de faisceaux de lumières qui doivent éclairer sa marche et assurer ses progrès (1).

Excité par de si beaux exemples, j'ai voulu, médecin militaire, payer aussi ma dette nationale

____

(1) J'aurais trop à faire si je voulais nommer les médecins militaires qui ont donné des traités sur la peste, la fièvre jaune et le typhus, et sur-tout si j'entreprenais de leur payer le tribut d'éloges qu'ils méritent. Mais quelque silence que je m'impose à cet égard, je ne puis, guidé par une estime aujourd'hui bien dé-

VIII

en donnant le fruit de mes voyages et de mon expérience. Déjà, dans ma *Nouvelle Thérapeutique des Fièvres intermittentes*, publiée en 1812, j'ai consigné quelques idées sur la virulence de ces fièvres; alors je ne parlai de ce caractère que par occasion; aujourd'hui j'en ferai l'objet spécial de ces Recherches, et je m'attacherai à prouver que ces fièvres peuvent se répandre par contagion. Cette assertion paraîtra extraordinaire à quelques médecins qui n'ont eu à traiter que des intermittentes simples, que je ne considère point comme contagieuses; mais ayant été placé dans des circonstances qui m'ont permis de voir ces mêmes fièvres dans toute leur intensité, j'ai acquis le droit d'en parler avec cette assurance que donne une longue observation. Dans l'Italie méridionale, et en Espagne, j'ai vu des hommes qui, étant venus depuis peu du nord de l'Allemagne, y firent une cruelle épreuve du climat; ils y furent atteints de la fièvre jaune, parce qu'ils s'y trouvèrent en butte aux causes qui donnent cette fièvre en Amérique, tandis que ces mêmes causes ne produisaient que des fièvres intermittentes chez les

sintéressée, ne pas distinguer parmi ces traités, l'*Histoire médicale de l'Armée d'Orient*, par M. le baron Des Genettes. Ce travail, où l'on reconnaît le philantrope plein de courage, le médecin profond et l'historien fidèle, suffirait pour mériter à son auteur la prééminence dans la médecine militaire, si, d'ailleurs, elle ne lui était due à tant d'autres titres.

français méridionaux. Cette double assertion sera justifiée par des calculs qui ont toute la précision mathématique. Dans ces circonstances rares, j'ai reconnu la vérité de ce que dit De Humboldt : « Que partout où des hommes nés sous une lati- » tude froide, se sont hasardés soit dans les ré- » gions basses de la zone torride, soit sur tout » autre rivage exposé à une grande chaleur, à » respirer un air infecté par des miasmes, la » fièvre jaune a pu et dû occasionnellement se » montrer. » Pendant mon séjour à Rome, j'ai vu cette fièvre dans le même hôpital où je trai- tais aussi beaucoup de fièvres intermittentes; et la coïncidence de ces deux fièvres dans le même pays, et sous le même toit, m'a conduit à des rap- prochemens théoriques qui doivent répandre plus de jour sur la nature des fièvres intermittentes.

Aussi ai-je pensé que le plus sûr moyen de prouver théoriquement que la fièvre intermittente est contagieuse, serait de la mettre en parallèle avec la fièvre jaune, et de montrer les rapports multipliés qui lient ces deux fièvres; ce qui ren- dra plus facile l'explication des faits que je rap- porterai ensuite d'après ma pratique et d'après celle de plusieurs autres médecins.

Mais ce qui parlera fortement en faveur des rai- sonnemens par lesquels je démontrerai la possi- bilité de cette contagion, c'est qu'ils se trouvent

d'accord avec les grandes vérités qui découlent
de la connaissance du système du monde, de la
physique, de la chimie pneumatique, de l'histoire
naturelle, de la zoologie, etc.; et lorsque la mé-
taphysique de la médecine repose sur des bases
aussi naturelles et aussi solides, elle n'est plus un
langage hypothétique, elle cesse de s'appliquer à
des calculs spéculatifs, et la médecine devient une
science purement physique.

Cependant n'est-il pas dangereux pour la réputation d'un médecin, de chercher à augmenter le
nombre des maladies dites contagieuses, à une
époque où l'on s'efforce de le restreindre? Des
tentatives viennent d'être faites pour prouver que
la peste et la fièvre jaune ne se communiquent
pas; mais Rosenfeld, à Constantinople, et Valli,
en Amérique, ont payé de leur vie leur imprudence et leur témérité, comme autrefois le médecin Sainte-Marie, pendant la peste d'Arles. On
montre plus d'ignorance que de courage en bra-
vant de pareils dangers; celui qui, nouvel Em-
pédocle, tenterait de mesurer la profondeur des
abîmes de l'Etna, serait taxé de folie. Un faux
zèle animait ces médecins novateurs; croyant que
la nature et l'observation viendraient se plier à
leurs idées hypothétiques, ils ont sacrifié leur vie,
non point à l'humanité, mais à leurs opinions.
Ainsi Curtius, aveuglé par sa vanité, se précipita

dans le goufre, et sa mort fut inutile à la prospérité de Rome. *Je suis dévoré de l'ambition de la
gloire*, disait un jour le docteur Valli (1), et
cette chimère lui fit prendre les rêves de son
imagination exaltée et de sa vanité, pour autant
de propositions dont il voulait démontrer l'affirmative : funeste aveuglement qui fit tout-à-la-fois
le charme et le tourment de sa vie, et qui ne finit
qu'avec elle ! Puissions-nous ne plus compter de
victimes d'une ambition aussi fatale à l'humanité !

Pour moi, en suivant une marche opposée, je
tâcherai d'être utile aux hommes de tous les pays,
mais ce sera en leur montrant de nouveaux dan-

(1) Ce sont ses propres expressions au docteur De Carro et que
celui-ci a rapportées dans une lettre aux rédacteurs de la Bibliothèque Britannique (voyez année 1804). Le docteur De Carro qui
eut plusieurs entretiens avec le docteur Valli, dit à son occasion :
*Il serait à désirer que son zèle fût plus modéré et le but de ses
expériences plus évident.* J'ai connu personnellement le docteur
Valli, il fut un de mes collaborateurs dans les hôpitaux militaires de l'Istrie, où j'étais médecin en chef en 1806. Je l'ai vu
fort entiché des idées extraordinaires qui lui ont fait une sorte
de réputation. Celle qui l'occupait à cette époque était d'arrêter,
dès son invasion, la fièvre typhode, dont nos hôpitaux étaient
remplis. Pour cela il employait le moxa sur la région épigastrique ; il l'ordonnait à tous les fiévreux nouvellement arrivés
dans les salles qui étaient sous sa direction médicale. Il en usa
ainsi pendant un mois ; mais ce moyen ayant été jugé inefficace et
barbare, il lui fut défendu d'en continuer l'emploi, et il ne se
soumit à cet ordre qu'en murmurant.

gers, et non point en les poussant vers une impré-
voyance fatale.

Il est des maladies générales dont l'origine n'est
plus mystérieuse ; telles sont la peste, la fièvre
jaune, la fièvre intermittente et le typhus ; elles
sont le funeste résultat des émanations putrides
des végétaux et des animaux, dont l'action délétère est augmentée par la chaleur. Les pays marécageux qui leur donnent naissance, sont autant de
volcans qui vomissent l'infection et la mort. La
vérité retranchant le merveilleux mythologique de
l'hydre aux sept têtes qui dévorait la population
de Lerne, n'y voit qu'un vaste marais qu'Hercule
fit dessécher, et auquel il mit le feu à sept reprises
différentes pour détruire les plantes et les insectes
qui y entretenaient l'infection. Telle est généralement l'origine des quatre fièvres que je viens de
nommer, et qu'avec quelque fondement on pourrait considérer comme une même maladie, qui serait
la peste en orient, la fièvre jaune au midi, l'intermittente à l'occident, et le typhus au nord (1) ; et
lorsqu'il a été reconnu que la peste, la fièvre jaune
et le typhus sont des maladies contagieuses, il

(1) Je dois faire observer ici que cette idée, à laquelle je donne
beaucoup de développement dans le cours de cet ouvrage, n'est
point celle qui a donné lieu à ces recherches. Ce que j'en dis n'est
qu'accessoire et ne doit être considéré que comme un des moyens
de prouver la possibilité de la contagion des fièvres intermittentes.

suffira, pour prouver que la fièvre intermittente a le même caractère, de démontrer qu'elle tient aux trois autres fièvres par des analogies extrêmement multipliées : c'est ce que j'aurai occasion d'établir dans le cours de ces Recherches (1).

(1) La communication demi-officielle que j'ai faite de mon ouvrage dans une circonstance, m'a dévoilé quelques-uns des points auxquels la critique s'attachera. Celui sur lequel on a le plus insisté est le danger de la doctrine que j'établis. On a prétendu qu'elle est alarmante ; que dans les hôpitaux militaires on ne rêvera que contagion ; que le Ministre sera obsédé de demandes de moyens de désinfection ; en un mot, que ma théorie va tourner la tête à tous les médecins militaires. Eh ! depuis quand les médecins sages et éclairés s'en rapportent-ils aveuglément à ce qu'on leur dit ? J'ai de mes confrères une meilleure opinion. Je pense qu'ils consulteront l'expérience avant d'adopter ou de combattre la théorie nouvelle que je propose ; et s'ils viennent se ranger à mon avis, je n'aurai à m'applaudir que d'avoir appelé leur attention sur une question qui me paraît être d'un intérêt général. Quant aux moyens de désinfection dont on parle, je déclare formellement qu'ils sont inutiles, parce que la contagion des fièvres intermittentes ne se fait que par le contact immédiat ainsi que je le dis dans mon ouvrage, et non point par l'atmosphère. En outre je donne, en quelque sorte, la garantie que ces fièvres ne peuvent être contagieuses à Paris, ni dans le nord de la France, et qu'elles ne deviennent telles dans les départemens méridionaux qu'à la faveur de quelques circonstances infiniment rares. J'ai dû consigner ici cette courte réfutation d'un certain premier jugement qui a été porté sur mon travail, car il est d'autant plus évident que ce jugement a été dicté par la prévention, que mon livre, dans lequel on a bien voulu plus tard reconnaître de l'érudition et du talent, fut d'abord estimé dangereux sur le titre même. Une telle opinion, qui fut celle du prin-

cipal opinant, médecin dont le grand âge m'impose certains égards, trouvera sa réplique dans le livre même. Je la rapporte ici dans l'intérêt de ma cause seulement, et sans avoir le dessein d'atteindre celui qui l'a émise, car je lui paye volontiers ma part de l'estime et de la considération publiques dont il jouit.

Si quelqu'un disait que j'écris contre les doctrines reçues, je répondrais qu'en médecine on doit entendre par doctrines, non point ces croyances scellées du sceau du mystère, dont le caractère sacré commande une foi implicite, mais bien ces préceptes que le raisonnement prouve, que l'expérience confirme et que le temps sanctionne. Rien de tout cela n'existe à l'égard des fièvres intermittentes. Nulle méthode rationnelle n'a pu leur être appliquée depuis Hippocrate jusqu'à nous; les praticiens sont d'un avis unanime là-dessus : le hasard a mis dans leurs mains le quinquina qu'ils prescrivent par tradition et comme pour l'acquit de leur conscience, mais sans connaître son mode d'action. On ne peut donc appeler doctrines ce qui n'est que ténèbres, et encore moins accuser un auteur d'écrire contre ces mêmes doctrines dont l'existence tient beaucoup du fabuleux.

RECHERCHES
SUR LA CONTAGION
DES
FIÈVRES INTERMITTENTES.

Au nombre des époques où la médecine a perfectionné ses connaissances sur les grandes épidémies qui semblent s'établir à demeure dans certaines parties du monde, sans doute on comptera celle où les armées françaises parcourant des régions lointaines, y ont éprouvé la funeste influence du climat. Dans ces circonstances, les médecins militaires ont pu observer et comparer les maladies qui sont particulières à certains pays, en établir les différences ou les rapports, et fixer notre opinion sur leur nature et sur leur caractère. Un travail qui ferait connaître les analogies qui existent entre ces maladies, servirait utilement la science; mais il ne peut être l'œuvre d'un seul médecin. Aussi, sans avoir le dessein de l'entreprendre, j'ai cru, néanmoins, pouvoir parler des fièvres épidémiques qui dépendent de l'influence du climat, parce qu'elles se rattachent par plusieurs points à la question dont je vais m'occuper. Ce que j'en dirai, quoique d'une manière générale, ne peut être jugé superflu. Il est d'autant plus nécessaire de connaître ces maladies, que souvent on les voit s'émigrer et porter la désolation dans des contrées où elles avaient été inconnues. Déjà les descriptions qui ont été faites de quelques-unes d'entre elles, ont servi, non-seulement à guider les praticiens, mais encore à comparer les épidémies de divers pays, à éclairer sur leurs causes, et quelquefois à attribuer au même principe morbifique, des maladies que l'on croyait être d'une nature toute différente. Nous en avons un exemple dans la fièvre jaune, qui, dès les premiers temps où elle fut observée, passa pour une maladie *sui generis*, au lieu qu'aujourd'hui beaucoup de médecins la considèrent comme le maximum des fièvres bilieuses (1).

Une telle opinion ne peut être désavouée par la philosophie médicale; elle émane de l'observation, et elle présente en outre le grand avantage de diminuer les craintes que la fièvre d'Amérique inspire, en la rattachant à un ordre de fièvres connu.

(1) Telle est l'opinion de Lind, de Pringle, de Jean Hunter, de Franck, de Gilbert, de De Humboldt, de Pinkard, de Rush, de Chevalier, de Berthe, de Leblond, de Cailliot, etc. Le docteur Bally se borne à dire que cette fièvre a des affinités avec la peste, le typhus et l'intermittente pernicieuse.

Mais , en considérant les fièvres intermittentes d'automne, et en reconnaissant qu'elles sont essentiellement bilieuses, j'ai dû les voir naturellement
comprises dans l'identité que les auteurs ont re-
connue entre les maladies de l'ancien continent et
celles du nouveau. Ce premier aperçu semble indiquer en elles quelque chose de contagieux, s'il
est vrai que la fièvre jaune soit elle-même contagieuse. Cette question, qui est d'un très-grand
intérêt, a été l'objet de mes recherches. Pour la
résoudre, j'ai réuni les résultats de ma pratique
dans les pays d'Europe qui sont considérés comme
étant le domaine spécial des fièvres intermittentes,
aux observations des médecins qui ont vu la fièvre
jaune en Amérique. En procédant ainsi , je par-
viendrai, peut-être, à jeter quelque jour sur un
sujet qui est encore fort obscur. A cet effet j'établirai plusieurs points de comparaison entre la
fièvre intermittente pernicieuse et la fièvre jaune,
afin de déterminer le degré de ressemblance qui
existe entre elles.

Mais, pour qu'on ne puisse pas dire que j'ai pris
pour fondement de ma théorie un principe qui n'est
point consacré, je dois m'expliquer ici sur ce que
je pense de la fièvre jaune. Beaucoup de médecins
assurent qu'elle est contagieuse, d'autres soutien-
nent le contraire. Les faits qui militent en faveur
de la première opinion, sont nombreux et déter-

minans; les faits contraires semblent n'avoir été
recueillis que pour soutenir une controverse : l'opinion publique, même, refuse de les admettre. De
sorte que cette question, qui a été litigieuse pendant quelque temps, est résolue affirmativement
aujourd'hui. La réserve que montrent les médecins
qui en ont parlé dans le *Dictionnaire des Sciences
Médicales*, ne peut être prise en considération ;
car si l'on compte les suffrages parmi les auteurs
qui ont écrit sur la fièvre jaune, d'après leur propre
observation, on trouvera que la très-grande majo-
rité est pour la contagion. Aussi ne balancé-je pas
à adopter ce dernier sentiment, en évitant, toutefois, d'exposer les motifs qui m'y déterminent ; ce
qui serait étranger à mon sujet.

Avant de m'occuper des fièvres intermittentes
d'une manière spéciale, je les présenterai sous un
point de vue plus étendu qu'on ne l'a fait jusqu'à
présent ; et pour cela j'exposerai mon opinion touchant l'action des miasmes sur l'homme, dans quelque pays qu'on le suppose placé. Cette opinion
paraît vraie au premier abord ; il reste à savoir si
les recherches eudiométriques et nosologiques ne
parviendront pas à l'infirmer un jour. Dans l'état
actuel de nos connaissances, elle ne peut être at-
taquée avec espoir de succès.

CONSIDÉRATIONS GÉNÉRALES

Sur la nature et l'action des Miasmes, et sur l'origine de la Peste, des Fièvres intermittentes pernicieuses, du Typhus et de la Fièvre jaune.

————

Dans quelque pays et sous quelque température que se trouvent des marais, les émanations qu'ils produisent ne sont pas de nature différente. On ne peut supposer que des effluves divers sortent des mêmes sources. Leur différence ne peut se trouver que dans leur activité relative sur l'économie animale, activité incommensurable qui leur est donnée par la chaleur, et que seconde la disposition des individus. Mais la nature des miasmes des marais est la même partout, de même que la composition chimique de l'air, en rase campagne, est la même sur toute la surface de la terre, à toutes les hauteurs et dans toutes les saisons, abstraction faite des modifications qu'elle éprouve près des marais ou des volcans, par un incendie ou par un grand rassemblement d'animaux (1). La nature, uniforme et constante dans les procédés qu'elle em-

(1) Voyez à cet égard les expériences de Gattoni, de Théodore de Saussure, de De Humboldt et de Gay-Lussac, sur l'air de dif-

ploie pour la composition de l'air commun, ne devient point compliquée ni incertaine lorsqu'elle opère dans les pays humides et marécageux pour en dégager des miasmes. Ici même ses procédés deviennent sensibles ; car, dans tous les marais, ce sont les mêmes substances qui pourrissent et qui se décomposent dans les eaux stagnantes, lesquelles se saturent de leurs principes constituans, et en retiennent certaines parties, lors même qu'elles sont réduites à l'état de vapeur. C'est ce que l'analyse chimique a démontré à M. Vauquelin, qui, en examinant de l'eau recueillie, au moyen d'un hygromètre, dans les marais du Languedoc et de la Provence, a trouvé qu'elle contenait, 1°. une matière animale qui, par le simple séjour de l'eau dans des bouteilles, se séparait sous la forme de flocons ; 2°. de l'ammoniaque ; 3°. du muriate de soude ; 4°. du carbonate de soude (1). Si des substances pourvues d'une certaine densité se sont élevées dans l'atmosphère sous la forme de vapeurs, que doit-on penser des fluides élastiques putrides qui sont renfermés dans les eaux ou dans le limon des marais ?

férens pays ; celles de Davy, sur celui de Guinée ; de Cavendish, sur celui de Londres ; de Spallanzani, sur celui des Apennins ; de Bertholet, sur celui d'Egypte ; de Volta, sur celui des Alpes, etc.

(1) Voyez cette analyse dans *la Bibliothèque Universelle*, Génève, 1816.

Il est inutile de disserter longuement pour prouver l'homogénéité des effluves marécageux. Un seul exemple démontrera cette vérité. Supposons un marais qui, en été, abandonne son lit à l'ardeur du soleil : des insectes, des végétaux qui y pourrissent, et des eaux qui se vaporisent par la chaleur, remplissent l'atmosphère de vapeurs semblables à celles que fournirait un autre marais situé à cent ou à mille lieues du premier (1). Mais ici, ces émanations trouveront dans l'homme la disposition à la peste ; là, à la fièvre jaune ; dans une autre contrée, à la fièvre intermittente ; plus loin, à la fièvre typhode (2) ; enfin l'agent morbifique né du limon des marais, ne sera plus qu'un

(1) L'analyse des eaux puisées dans différens marais a bien montré cette différence, qu'on trouve un peu plus de matière animale dans celles qui sont bordées d'arbres ou de plantes qui contiennent cette même matière combinée avec du tannin ; mais cela ne peut être allégué pour prouver que ces dernières eaux ont des effets plus nuisibles que les autres, les mêmes conditions de température étant données.

(2) Le genre de vie dispose aux maladies ; c'est une vérité anciennement connue. Ceci doit s'entendre de l'homme privé, aussi bien que des peuples. Les Egyptiens, habitant un pays chaud qui donne aux fonctions du corps humain une tendance à l'extérieur, vivant dans la mollesse et dans des habitations basses, humides et sales, se nourrissant de poisson frais ou salé, de riz, de substances grasses, et se privant des boissons spiritueuses, doivent acquérir une disposition très-grande aux maladies du système lymphatique (leurs enfans sont très-sujets au carreau) ; de là, la disposition à la peste. Les Euro-

protée qu'il suffit d'examiner avec un peu d'attention, pour reconnaître son identité sous différentes
formes ; et s'il a la faculté de devenir contagieux
dans la peste, dans la fièvre jaune et dans le typhus, pourquoi et comment s'en dépouillerait-il
dans les fièvres intermittentes ? N'est-il pas d'observation constante, que lorsque ces dernières em-
pruntent d'autres types , elles se convertissent en
continues bilieuses, ou en catarrhales adynamiques, sorte de typhus qui n'est pas toujours exempt
de contagion. Nous voyons ici une véritable mé-
tamorphose, un déguisement de la maladie primitive ; mais sa nature est toujours la même. A
l'appui de notre opinion citons celle de Lancisi :
cognitum itaque , perspectumque medicis erit ,
ideò primùm sub œstatis initium, tertianas palu-
dum habitatores adoriri , posteà continuas ac

péens méridionaux , faisant usage du vin , des liqueurs alcooliques
et des viandes , deviennent sujets aux affections inflammatoires
et bilieuses. Cette disposition leur est d'autant plus funeste en
Amérique , que le climat et le genre de vie qu'ils y adoptent ,
l'augmentent singulièrement ; de-là , la disposition à la fièvre
jaune. Ceux qui restent sur l'ancien continent, y deviennent sujets
aux fièvres inflammatoires bilieuses ou catarrhales , aux intermittentes , etc., selon l'alternation des saisons. Le nord de l'Europe
voit ses habitans se nourrir de pommes de terre , de beurre , de
seigle , qui n'est pas toujours exempt d'ergot, s'abreuver de
bierre , se couvrir de peaux d'animaux , négliger la propreté
du corps , et passer brusquement de leurs serres chaudes à une
atmosphère très-froide. Telles sont les causes prédisposantes du
typhus pétéchial ou catarrhal.

malignas febres , deindè etiam pestilentes (1).
Etayons-nous encore des expressions d'Hippocrate
qui dit, à l'occasion des vices de l'air : *Morborum
omnium cùm idem modus sit, locus tamen di-
versus est. Morbi igitur, ob locorum varietatem et
dissimilitudinem ; nihil inter se habere simile vi-
dentur ; est tamen una et eadem omnium morborum forma et causa* (2).

C'est sous ce même point de vue que l'on doit
considérer les émanations animales qui vicient l'air
dans les lieux consacrés aux grandes réunions
d'hommes, d'où naît le typhus nosocomial, fièvre
très-contagieuse, qui marche presque toujours à la
suite des grandes armées, et qu'on ne peut s'em-
pêcher de confondre avec une pareille fièvre qui
règne en hiver et au printemps dans les pays humides ou marécageux situés au nord de l'Europe.
Donnons quelque développement à cet énoncé, et
démontrons, d'après notre expérience, que l'action simultanée des effluves des marais, et celle
des miasmes des animaux, ne produisent pas des
maladies différentes, mais bien des fièvres caractérisées par une très-grande intensité morbifique (3).

(1) *De noxiis palud. effl.* Lib. I, cap. XII.

(2) *De flatibus.*

(3) Je rapporterai à ce sujet des observations très-judicieuses
de mon ancien collègue ; le docteur Gasc. (Voyez son Discours
préliminaire joint à la traduction qu'il a donnée du *Traité du
Typhus*, par *Hildenbrand.*) Un pharmacien de nos hôpitaux,

Il semble , au premier abord , que l'on ne doit pas confondre les fièvres qui proviennent des émanations marécageuses, avec celles que l'on attribue aux émanations animales ; mais en considérant que, dans le premier cas , l'air est corrompu par les produits gazeux des substances animales et végétales en putréfaction , et que dans le second il reçoit de semblables produits fournis par la respiration, par les diverses excrétions et par les vêtemens sales (1), on reconnaîtra que ces deux sources de

à Vienne en Autriche, atteint du typhus, était au n° 1 de la salle des officiers. Il communiqua sa maladie à ses voisins dans l'ordre suivant. Le n° 2 , qui avait un catarrhe pulmonaire , eut du délire et quelques symptômes nerveux sans accidens fâcheux; le n° 3, qui souffrait de douleurs rhumatismales , n'eut qu'un léger délire ; ses douleurs furent interrompues pendant ce nouvel état. Le n° 4, atteint d'une phthisie pulmonaire , ne ressentit rien ; et le n° 5, qui avait une fièvre intermittente tierce ; au huitième accès , fut pris, tout-à-coup, de délire sans autre symptôme précurseur du typhus, et mourut le troisième jour. J'explique cette différence de contagion par les analogies des maladies , et je dis : l'analogie du typhus avec l'affection catarrhale avait une force égale à 2 ; avec le rhumatisme , égale à 1 ; avec la phthisie pulmonaire , égale à 0 ; mais avec la fièvre intermittente , elle dépassait toutes les proportions ci-dessus établies , parce qu'il y avait entre celle-ci et le typhus une grande conformité de nature, ainsi que nous le prouverons ultérieurement ; et qu'elles s'aggravèrent l'une par l'autre ; ce qui ne pouvait avoir lieu chez le phthisique. Les deux autres n'en souffrirent qu'en proportion du caractère inflammatoire de leurs maladies.

(1) Lind , dans son Mémoire intitulé : *Dissertation on Fevers and infection* ; a considéré les vêtemens sales comme

maladies contiennent les mêmes élémens morbifiques, et, par conséquent, qu'elles donnent lieu à des affections de même nature qui peuvent se montrer isolément ou confondues, et qui ne diffèrent entr'elles que par quelques nuances de forme très-légères. J'ai reconnu cette identité dans quelques hôpitaux militaires, où les deux sources précitées de maladies étaient réunies. Je veux parler

étant plus capables de donner la contagion, que le malade lui-même dans tout le cours de la maladie ; et d'après cela, il ne sera pas difficile de trouver l'origine du typhus dans les pays froids, pendant la saison même qui arrête le cours des épidémies dans les pays chauds. Au nord de l'Allemagne, dans la Pologne et dans la Russie (je parle de ces pays parce que je les ai parcourus), on porte des vêtemens, épais, sales, et qui ne peuvent être lavés, telles sont les fourrures, qui, si elles retiennent la chaleur du corps, en retiennent aussi les émanations. On ne s'en dépouille point la nuit, ni dans les étuves ; lieux où l'on se réunit en grand nombre, où l'air n'étant point renouvelé devient infect ; ce qui place l'homme dans une atmosphère analogue à celle des marais, et à l'action de laquelle la chaleur des poêles contribue autant que celle du soleil dans les pays chauds. Plusieurs fois j'ai dû sortir de ces étuves, parce que je sentais le sang se porter à la tête, comme lorsqu'on est exposé à l'ardeur du soleil. Au milieu de l'hiver, les habitans du nord font l'été dans ces étuves, dont la chaleur est portée jusqu'à 20 et même 25 degrés de Réaumur, ce qui est la température moyenne des jours d'été en France. Ajoutez à cela que l'on sort de ces lieux pour passer à l'extérieur, à une température qui est souvent de 15 à 20 degrés au-dessous de zéro, différence 40. Telles sont les causes les plus communes du typhus du nord, et qui tiennent beaucoup de celles qui donnent les fièvres intermittentes au midi de l'Europe.

des hôpitaux que nous avions en Istrie, à Venise, et dans la Catalogne. Tandis que les habitans souffraient, en hiver et au printemps, du typhus catarrhal qui y est endémique, et des fièvres intermittentes en automne, nos hôpitaux se remplirent, outre mesure, d'hommes qui souffraient de la fièvre régnante. L'encombrement fut le motif ou le prétexte de leur mauvaise tenue, et la fièvre nosocomiale s'en suivit. Bientôt ces deux fièvres se confondirent chez beaucoup de sujets ; et la fièvre constitutionnelle, soit rémittente catarrhale, soit intermittente, recevant alors un surcroît d'énergie, prit l'appareil de la dissolution et de la gangrène ; et l'on observa que les extrémités des pieds et des mains, le nez, la lèvre supérieure et les parties génitales devinrent violets et noirs. Presque tous les sujets qui offrirent ce symptôme, moururent : trois seulement en échappèrent ; l'un d'eux perdit le bout du nez, et les autres plusieurs orteils qui tombèrent sphacelés. La mort survenait le deuxième jour après le changement de couleur des extrémités, sans altération des facultés intellectuelles, et précédée seulement d'un froid glacial qui se propageait des extrémités au tronc. Je donnais à cette maladie le nom de *typhus redoublé*, tant elle me paraissait terrible. Elle ne peut être comparée qu'à la peste d'Orient, qui donne lieu, très-souvent, à la gangrène des extrémités, et qui laisse

une telle liberté du jugement, qu'en Egypte on
a vu un médecin juger si bien de son état, qu'il
pronostiqua l'heure de sa mort, laquelle arriva
comme il l'avait annoncé (1). Je n'ai guéri les trois
individus précités que par de fortes doses de camphre, selon le procédé énergique employé sur
moi-même, à Lodi, pour combattre une maladie
virulente que j'avais contractée en ouvrant un cadavre (2).

Dans les circonstances dont je viens de parler,
la fièvre constitutionnelle et la fièvre nosocomiale
formaient une maladie mixte à laquelle on ne peut
donner que le nom de typhus; mais cette maladie
mixte ne se faisait reconnaître qu'à l'intensité d'un
seul symptôme, savoir la lividité ou la mortifica-
tion des extrémités qui, pour l'observer en passant, n'est point étrangère à la symptomatologie
des fièvres adynamiques avec lesquelles on doit
confondre le *typhus redoublé* dont je viens de
parler (3), d'où je conclus qu'il y a identité d'ori-

---

(1) Voyez ce fait rapporté par le baron Des-Genettes, *Histoire Médicale de l'Armée d'Orient*, etc. Paris, 1802. — Voyez
encore un fait semblable rapporté par le docteur Bally, *du
Typhus d'Amérique*, etc. Paris, 1814.

(2) Voyez, à cet égard, mon mémoire sur l'*origine des virus*, etc.
Annales de la Société de Médecine-Pratique de Montpellier,
année 1808.

(3) Thucydide a dit, en parlant de la peste d'Athènes, *malum
enim ad pudenda et ad summas manus et pedes decumbebat;
et complures, his amissis, evaserunt.* De Bello Pelop.

gine et de nature entre les fièvres dont il est ici
question.

A l'appui de cette conclusion, je rapporterai des
faits que j'ai recueillis dans les pays de Brunswick et de Hanovre. Une mission dont je fus chargé
à la fin de l'hiver de 1813, avait pour objet de
reconnaître si une fièvre typhode qui régnait au
nord-ouest de l'Allemagne, devait être attribuée à
l'armée française qui revenait de Moscou. Tel était
le cri général, à la faveur duquel on repoussait inhu-
mainement nos malheureux compatriotes. A partir
de Leipsick, je visitai les principales villes situées sur
la rive gauche de l'Elbe, jusqu'à Hambourg. A Brunswick, qui déjà avait fermé ses portes aux évacuations
qui lui venaient de nos hôpitaux de Magdebourg,
je fis constater devant les autorités locales, par les
médecins de la ville, que cette fièvre y avait fait
périr plusieurs personnes, et même un médecin,
avant l'apparition des soldats de l'armée de Russie.
Mais s'il était vrai que cette maladie ne pût être
attribuée à ces derniers, dès son commencement,
il est probable aussi qu'elle acquit plus d'énergie
à leur passage. Je remarquai en outre, que la ville
de Peine, située entre Brunswick et Hanovre, per-
dait relativement beaucoup plus de monde que
ces deux villes, parce que les marais qui l'entourent, augmentaient la virulence des causes de l'épidémie. L'hiver avait été très-rigoureux, et tout le

monde sait qu'après de grands froids le dégel fait sortir des marais, des vapeurs d'autant plus fétides, qu'elles ont été retenues plus long-temps sous les glaces, et qu'elles sont augmentées alors par la putréfaction des insectes et des poissons qui ont péri par le froid. Aussi, dans les circonstances qui eurent trait à ma mission, je fus convaincu que le principe morbifique particulier au pays, et celui que l'armée traînait après elle, loin de former, en se réunissant, une maladie nouvelle, ne donnèrent lieu qu'à une plus grande intensité morbifique. Cette identité est démontrée par l'erreur même que l'on commit, en confondant la maladie épidémique locale avec la maladie importée; erreur d'autant plus facile à faire, que le passage de l'armée coïncidait avec le plus grand développement de cette fièvre, et que cette circonstance frappait les sens, bien mieux que l'intempérie qui venait de finir. Mon rapport à la suite de cette mission, indiqua, 1°. que la rigueur de l'hiver de 1812 à 1815, ayant assujéti les habitans à vivre à la manière des peuples du nord (voyez ce que j'en ai dit dans une note précédente), leur avait procuré une fièvre du genre des typhus; 2°. que cette fièvre était plus meurtrière dans les pays marécageux que dans les pays sains; 3°. que le passage de l'armée n'avait fait qu'ajouter à son intensité. C'est en m'étayant de pareils faits, que je dis qu'il

y a identité de nature et d'action morbifique entre
les effluves des marais et ceux des animaux. Dans
la suite de cet ouvrage, je n'établirai plus de distinction entre ces deux sources de maladies.

La nécessité où je me suis trouvé de prouver
cette proposition, afin de rattacher le *typhus nosocomial* au typhus que l'on pourrait appeler
paludique, s'il était nécessaire d'en faire la distinction, m'a fait suspendre, pour un moment,
l'examen que j'avais entrepris de l'origine commune de la peste, de la fièvre jaune, des fièvres
intermittentes et du typhus. Si je ne me trompe,
ces quatre maladies dépendent du même génie
morbifique qui se montre sous différentes formes ;
et ces quatre fièvres que l'on a souvent considérées
comme essentielles, pourraient bien n'être qu'une
même maladie subdivisée en quatre variétés qui ré-
pondraient, à peu de chose près, aux quatre divisions principales du globe. Alors nous trouverions
que les mêmes causes donnent la peste en Afrique et
dans une portion de l'Asie ; la fièvre jaune en Amérique, les fièvres intermittentes dans le midi de
l'Europe (1), et le typhus au nord ; et que quelques

(1) En désignant le midi de l'Europe comme le domaine des
fièvres intermittentes, nous ne voulons point dire qu'elles ne
règnent pas dans les autres parties du monde, mais seulement
qu'elles sont la maladie dominante dans nos pays, au lieu qu'en
Amérique elles ne sont comptées qu'après la fièvre jaune, en
Égypte après la peste, et qu'au nord elles présagent les épi-

excursions que ces fièvres fassent hors de ces limites , elles y rentrent bientôt, ne pouvant pas se
perpétuer dans des régions où elles sont étrangères.
Néanmoins nous verrons que cette division est
rendue moins tranchante par la filiation de ces
mêmes maladies, ainsi que les trois règnes de la
nature ont des points de contact qui s'opposent à
ce qu'on en fasse une séparation absolue.

Il me semble qu'on pourrait considérer les fièvres
intermittentes comme le point central d'une géo-
graphie médicale, ou comme le terme moyen de
l'action morbifique des causes générales et univer-
selles. Observées dans presque toutes les régions
du monde , elles le sont plus particulièrement
dans les régions tempérées, où elles sont la maladie
dominante ; au lieu que dans les régions australes
elles n'occupent que le second degré ; qu'elles sont
en Amérique , par rapport à la fièvre jaune ; ou en
Egypte , par rapport à la peste, ce que sont les
fièvres intermittentes simples ou bénignes , aux
intermittentes pernicieuses d'Europe. Ce qui me
porte à cette idée, c'est qu'en Amérique l'habitude
du climat préserve de la fièvre jaune et non point
de l'intermittente ; de même que les habitans de

---

démies de typhus toutes les fois qu'elles y deviennent communes.
Ces trois dernières maladies , que l'on dit avoir une résidence
habituelle, n'en sortent-elles pas quelquefois pour se montrer
dans les pays que nous assignons à la fièvre intermittente ?

Rome ou de Venise, qui sont sujets aux fièvres intermittentes simples, sont généralement à l'abri des pernicieuses, et non point les étrangers; c'est encore parce que le *dem-el-mouia*, ou fièvre intermittente pernicieuse d'Orient, ne se montre en Egypte, selon le docteur Pugnet, que dans les circonstances qui sont moyennement favorables à la peste (1).

Pour preuve de la communauté d'origine de ces quatre fièvres, je ferai remarquer, qu'elles règnent ordinairement dans les pays voisins de la mer ou des marais, et que c'est là qu'elles exercent le plus leurs ravages; au lieu qu'observées dans l'intérieur des terres, elles n'ont plus la même activité et qu'elles se dissipent entièrement. Je trouve, en effet, que la peste, qui tire son origine de l'Ethiopie, se rapproche de nous en suivant le littoral de la mer Rouge et le cours du Nil; et qu'elle devient générale et très-meurtrière dans la Basse-Egypte, sur les côtes septentrionales de l'Afrique, dans la Syrie, sans pénétrer dans l'intérieur de l'Asie; qu'elle habite les bords de la mer Noire et dans l'Archipel grec, et que les fièvres intermittentes d'un mauvais caractère alternent avec elle ou lui succèdent, en suivant la côte européenne de la Méditerranée. Cette succession et cette alternation

_____

(1) Voyez son *Mémoire sur les Fièvres Pestilentielles du Levant*. Paris, 1802.

ont lieu dans la Grèce et dans les îles Ioniennes, pays où ces deux maladies règnent également; après quoi le génie pestilentiel disparaît, et l'on ne voit plus que celui des fièvres intermittentes pernicieuses ou simples; telles sont celles du golfe de Lépante, de la Dalmatie, de l'Istrie, de Palma-Nova, de Venise, de Mantoue, de Ferrare, du golfe de Tarente, des plages du royaume de Naples, des marais Pontins et de Rome. Les côtes d'Italie, de France et d'Espagne, ont beaucoup de pays où ces fièvres sont extrêmement meurtrières. Sur le littoral de l'Océan nous trouverons les fièvres intermittentes pernicieuses, et une grande tendance à la fièvre jaune, comme à Gibraltar, à Cadix et dans le Portugal. Ces fièvres, plus ou moins pernicieuses, règnent aussi à l'ouest de l'Espagne, ainsi qu'à Bayonne, à Rochefort, à Cherbourg, à Flessingue et dans la Hollande : là, elles se marient avec la fièvre typhode, pétéchiale ou catarrhale, qui est commune dans le nord, et qui est la seule dont on ait vu de fréquentes épidémies sur l'un et l'autre bord de la mer Baltique. Le génie intermittent disparaît enfin, puisque l'on ne connaît pas la fièvre quarte en Écosse, et que Saint-Pétersbourg, les îles de Schetland, de Ferro, etc., sont exempts des fièvres intermittentes de tous les types, ainsi que le reste des pays compris entre le 60e degré de latitude et le cercle polaire.

2*

Cette esquisse, tracée à grands traits, fait voir que la peste, les fièvres intermittentes et la fièvre typhode, se montrent dans les mêmes circonstances de lieu, et se succèdent en suivant les changemens principaux que la température éprouve sur le globe terrestre. Les points de contact que j'ai indiqués de chacune d'elles, savoir la Grèce et la Hollande, sont précisément des pays où la température de l'Europe subit des changemens extrêmement sensibles; mais la succession de ces maladies n'indique pas qu'elles soient d'une nature différente. Les croire telles, ce serait se laisser abuser par la forme; celle-ci est due au pays, mais l'essence de la maladie est la même partout. A en juger par les résultats, on pourrait, sans exagération, intervertir les noms, et dire *peste du nord*, et *typhus d'Orient*; car ces fièvres sont également funestes à l'espèce humaine, et non moins contagieuses l'une que l'autre. Mais placées entre elles deux, les fièvres intermittentes seront-elles moins à redouter? La question pourra être embarrassante pour plusieurs médecins, non point qu'ils manquent de jugement pour la résoudre, mais parce qu'ils n'ont pas eu occasion d'être éclairés par la pratique, qui seule peut fournir le moyen de répondre. J'ai parcouru la plus grande partie du littoral européen de la mer Méditerranée; savoir, depuis les îles Ioniennes jusqu'à l'embouchure de l'Ebre, ce qui peut être dit la plus grande portion du domaine des fièvres intermittentes d'Europe. Je les y ai trouvées établies à demeure, le plus souvent endémiques, et fréquemment épidémiques. J'ai visité une partie de la Hollande et des bords de la mer Baltique ; j'y ai vu le typhus pétéchial, tantôt sporadique, et tantôt épidémique et contagieux. Il y règne, comme les fièvres intermittentes dans le midi de l'Europe. Ce que je dis de ces fièvres est le résultat d'une longue méditation sur les faits de ma pratique, et je suis porté à croire, non-seulement que les fièvres intermittentes sont de même nature que la peste et le typhus, maladies trèscontagieuses, mais même que toute maladie épidémique qui reconnaît pour cause les émanations marécageuses ou animales, est susceptible de se communiquer.

En observant les fièvres intermittentes dans les diverses saisons de l'année, on a lieu de se convaincre également qu'elles ne sont qu'un mode d'être particulier, d'un agent morbifique qui est commun à d'autres maladies, ou qui prend des formes différentes selon la succession de ces mêmes saisons, ainsi que nous l'avons vu se modifier en passant des pays chauds dans ceux d'une température moyenne, et de ceux-ci dans le nord ; de sorte qu'il ne serait point impossible de voir, dans la même ville, les phénomènes morbifiques qui

ont pour théâtre le monde entier. Le docteur Fodéré a fourni la preuve de ce que nous disons,
lorsqu'il a rapporté que des fièvres malignes trèscontagieuses au printemps, des fièvres d'accès très-
insidieuses en été et en automne, des fièvres catarrhales et des pleurésies malignes en hiver,
et beaucoup d'avortemens, furent observés par lui-
même, à Martigues, dans la Provence, en 1805.
Cet auteur ajoute que cette ville est rendue très-
insalubre par des fumiers à l'intérieur, par des
marais à l'extérieur, et par les boues que l'on retire du canal d'Arles (1). Peut-on méconnaître,
dans ce cas, des causes permanentes, dont l'atteinte empruntait une forme différente selon la
saison ? Mais si les fièvres qu'elles produisaient au
printemps étaient contagieuses, que doit-on penser
de celles qu'elles suscitaient dans la saison chaude,
pendant laquelle toutes les causes des maladies acquièrent une force plus grande que dans les autres
saisons ? Nous avons rapporté de Lancisi un passage où il s'agit de cette variabilité de forme de la
même maladie, variabilité qui se règle, cependant,
sur l'ordre des saisons ; et ne voit-on pas dans
quelques villes, et dans certains hôpitaux, le typhus disparaître à l'approche de l'été, pour céder

_____

(1) *Recherches Expérimentales faites à l'hôpital civil et militaire de Martigues*, etc. Marseille, 1810.

la place aux fièvres intermittentes, et reparaître
après le règne de celles-ci?

Les fièvres intermittentes pernicieuses ou simples
que j'observais à Venise ou à Rome, en été et en
automne, étaient reconnaissables à des accès bien
marqués et réglés selon les types connus; mais à
l'entrée de l'hiver elles se changeaient en rémittentes putrides ou malignes, ce qui est la même
chose que dire adynamiques ou typhodes, que l'on
tient le plus souvent pour contagieuses. Il suffisait
pour cela d'un jour de pluie ou de brouillard, ou
d'un vent du nord; ces changemens s'opéraient
dans la journée et sur plusieurs de mes malades
en même-temps. De telles circonstances, qui n'é-
taient qu'intercurrentes ou accidentelles, ne changeaient certainement point la nature de l'affection
morbifique, mais bien sa forme; et l'on ne peut
admettre que la maladie secondaire fût contagieuse, si celle qui l'avait produite ne l'était pas.
Mais il arrivait alors, par le fait du changement
de température et de saison, ce que nous avons
vu déjà lorsque nous avons considéré le génie
des maladies *paludiques*, passant des pays chauds
d'orient au midi de l'Europe, et de là dans le
nord; nous avons vu qu'il revêtait, successivement, la forme de fièvre pestilentielle, de fièvre
intermittente et de fièvre typhode. Nous pourrions
trouver la même progression dans une marche in-

verse, et démontrer que le typhus du nord est
d'autant plus dangereux qu'il est moins continu et
plus rémittent, et que les fièvres intermittentes
sont d'autant plus pernicieuses, qu'elles offrent
un plus grand nombre des symptômes qui appartiennent à la peste ou à la fièvre jaune.

Cet aperçu me paraît plus satisfaisant que la
classification du professeur Hildenbrand. Ce médecin allemand distingue le typhus en malin et
en ordinaire; dans la première division, il comprend le typhus oriental ou la peste, et le typhus
occidental ou la fièvre jaune; et dans la seconde,
où il traite du typhus ordinaire qu'il dit être particulier à l'Europe, il ne compte que le typhus
d'hôpital ou de lazaret, la fièvre des prisons, celle
des camps, des vaisseaux et des villes assiégées (1).
Mais on ne trouve pas dans cette énumération de
typhus limités ou accidentels, la maladie générale qui provient nécessairement du sol européen,
comparable à la peste et à la fièvre jaune, qui sont
des productions en quelque sorte territoriales des
pays d'Orient ou d'Amérique; car on ne suppo-
sera pas que l'Europe soit une terre vierge de maladies. Pour remplir cette lacune que laisse la
deuxième division du professeur allemand, j'y
joindrai les fièvres intermittentes pernicieuses que

(1) *Du Typhus contagieux*, traduit de l'allemand, par le
docteur Gasc. Paris, 1811.

l'on pourrait surnommer *typhus européen austral*,
par opposition au typhus du nord, et alors la classification des typhus sera plus complète. Mais aussi
les fièvres intermittentes se trouveront assimilées
aux pyrexies contagieuses. Selle, dans sa *Pyréto-
logie*, reconnaît qu'il est d'expérience que les contagions qui produisent les autres fièvres contagieuses,
produisent aussi quelquefois les intermittentes, et
que l'on a vu la peste avec le type intermittent,
de même que la fièvre variolique.

Les vices du sol et les intempéries de l'atmosphère produisent, n'en doutons point, les fièvres
intermittentes, de même qu'ils produisent la peste.
Touchant celle-ci, écoutons le baron Des-Genettes.
« Dans la Basse-Egypte, dit-il, et particulière-
» ment à Lesbeh, il régnait des fièvres catarrhales
» bilieuses ; et depuis que les chaleurs, qui n'avaient
» duré qu'un mois et demi, étaient disparues, les
» fièvres pestilentielles commencèrent à paraître. »
Si nous suivons ce savant historien de la peste,
nous trouverons que ce fléau s'est montré spontanément à l'époque du décroissement du Nil, et
dans les habitations entourées d'eaux stagnantes ;
qu'un reste d'eau croupissante l'entretenait dans
un espace circonscrit près du Caire ; que la culture du riz dans la ville de Lesbeh en a fait, depuis long-temps, le théâtre d'une maladie endémique, etc.... Mais n'est-ce pas à de pareilles causes

que les fièvres intermittentes de tous les pays sont attribuées bien légitimement ?

Au moyen des généralités qui ont précédé, nous avons fait connaître, non-seulement que les trois fièvres dites essentielles, la peste, les fièvres intermittentes et le typhus, proviennent des mêmes causes, et que chacune d'elles a son pays d'élection, mais encore qu'elles se succèdent et qu'elles forment une chaîne dont une extrémité se perd dans les sables brûlans de l'Afrique, et l'autre dans les glaces du nord. Nous n'avons pas eu occasion de parler de la fièvre jaune, parce que, refusant, pour le moment, de la considérer comme indigène de l'Europe, il aurait fallu aller la chercher au-delà des mers, tandis que nous nous étions astreint à démontrer une succession non interrompue sur l'ancien continent. Nous allons nous en occuper d'une manière spéciale, sans perdre de vue nos considérations sur la peste et sur le typhus, vers lesquelles la nature du sujet nous ramenera quelquefois.

Pour mettre de l'ordre dans ce travail, je le diviserai en trois parties. La première sera consacrée à l'étude de la fièvre jaune et des fièvres intermittentes mises en parallèle ; la seconde, aux recherches sur la faculté contagieuse de la fièvre intermittente; et dans la troisième, je réunirai les faits sur lesquels ma théorie est fondée.

PREMIÈRE PARTIE.

*Parallèle de la Fièvre jaune avec la Fièvre inter-
mittente pernicieuse.*

EXPOSITION.

Augmenter le nombre des maladies dites contagieuses, est une entreprise d'autant plus difficile
et même périlleuse, que les auteurs modernes s'ef-
forcent de prouver que fort peu de fièvres peuvent
se communiquer ; mais quoique leurs assertions
soient consolantes pour l'homme, cependant elles
ne sont pas toujours d'accord avec ses intérêts, car
l'observation les dément. Pour moi, j'aime mieux
lui montrer une affligeante vérité, qu'une erreur
qui le flatte. Je sais que des médecins très-recom-
mandables ont refusé d'admettre comme contagieux le typhus, la fièvre jaune, la peste même ;
et lorsque ces maladies sont encore des sujets de
discussion, ne dois-je pas craindre que l'on taxe
d'exagération et de futilité la proposition que je
fais, de considérer les fièvres intermittentes comme
contagieuses ?

Convaincu qu'elles ont ce caractère, je ne céderai point à cette crainte, surtout lorsque, à l'appui de ce que l'observation m'en a démontré, je découvre la plus grande ressemblance entre ces fièvres et celle d'Amérique ; quand je trouve,

1°. Qu'elles ont une origine commune ;

2°. Qu'elles se développent dans des circonstances pareilles ;

3°. Qu'elles se ressemblent par leurs principaux symptômes ;

4°. Qu'elles ont la même marche ;

5°. Qu'elles se succèdent entre elles, ou qu'elles cohabitent dans les mêmes lieux ;

6°. Qu'elles attaquent l'homme dans les mêmes conditions d'âge, de sexe, de tempérament et d'habitude du climat ;

7°. Qu'elles frappent un grand nombre de personnes à-la-fois ;

8°. Que le traitement en est le même ;

9°. Et que, jusqu'à l'état des cadavres, tout établit entre elles une conformité qui doit nous porter à croire qu'elles se ressemblent aussi par leur action spéciale sur l'homme, et par conséquent qu'elles sont également contagieuses. Les détails qui vont suivre seront consacrés au développement de ces différentes propositions.

La tâche que nous entreprenons, toute grande qu'elle est, perdra du gigantesque qui d'abord

nous avait frappé en elle, lorsque, mettant de côté
toute prévention, nous éviterons, surtout, de nous
en rapporter à la réputation exagérée que les
quatre maladies déjà désignées ont acquise par la
terreur qu'elles inspirent, ou par l'ignorance qui
a trop souvent favorisé leurs progrès. Nous allons
donc soumettre la fièvre intermittente et la fièvre
jaune à un examen analytique et comparatif, persuadé que l'étude de la science médicale n'est
point différente de celle par laquelle on procède
dans les autres sciences, et que les *individus* dont
elle s'occupe, s'il est permis de se servir de ce
mot pour désigner les maladies, ne peuvent être
bien connus qu'en les comparant entre eux; que
de leur dissemblance ou de leur ressemblance résulte la connaissance de leurs rapports naturels,
et que ces derniers servent à les classer convenablement; de même que les traits physiques qui
caractérisent les êtres de tous les règnes ayant été
comparés, on a trouvé le rang que ces mêmes
êtres doivent occuper dans les classifications naturelles. Mais si, après avoir comparé les individus dont la pathologie s'occupe, nous leur trouvons des ressemblances frappantes, pourquoi leur
refuserions-nous des qualités également conformes?
La nature qui préside à l'origine de ceux-ci, les
lie par des rapports et par des qualités de famille,
comme dans le règne végétal elle donne aux cru-

ciferes, aux graminées, aux solanées, etc., des
propriétés communes à tous les individus que la
conformité des traits ou les rapports du physique
ont fait réunir en une même famille. Par conséquent nous aurons beaucoup fait pour prouver
que la fièvre intermittente est contagieuse, lorsque
nous aurons démontré ses rapports et sa ressemblance avec d'autres fièvres qui se répandent par
contagion.

Nous prévenons nos lecteurs, que dans ces recherches il ne s'agira que de la fièvre intermittente
pernicieuse; celles qui ont un caractère moins
grave, n'étant que des variétés ou des degrés inférieurs de celle-ci, ne peuvent être prises pour
type dans la comparaison que nous allons faire
des fièvres des deux continens. D'après ces mêmes
principes, nous n'en admettrons qu'une seule espèce désignée par les mots, *fièvre intermittente.*

§. I. *Origine de la Fièvre jaune et de la Fièvre intermittente.*

Quoique la fièvre intermittente soit de tous les
pays, cependant on doit la considérer comme appartenant plus particulièrement à la partie méridionale et occidentale de l'Europe. Elle y est la
seule maladie endémique ou épidémique, de
même que le typhus l'est au nord, la peste en

Orient et la fièvre jaune en Amérique : et puisque
ces trois dernières ont été appelées , par les auteurs
qui en ont traité, typhus d'Amérique , typhus d'O-
rient et typhus du Nord , nous donnerons ici , ainsi
que nous l'avons déjà fait , le nom de *typhus eu-*
ropéen austral à la fièvre intermittente pernicieuse,
fondé sur ce qu'elle est la seule production morbifique territoriale du midi de l'Europe, c'est-à-
dire celle qu'on y observe le plus communément.
Nous avons fait voir qu'elle se lie avec le typhus
du Nord et avec la peste ; mais il ne nous a pas été
possible d'indiquer le point de contact qu'elle a
avec la fièvre jaune , parce qu'elle en est séparée
par l'Océan. Plus tard , nous trouverons le moyen
d'associer la fièvre d'Amérique à la filiation continentale qui lie les trois autres fièvres. Dans ce moment nous nous bornerons à démontrer qu'elle
tire son origine des mêmes causes locales que la
fièvre intermittente.

La fièvre intermittente est endémique sur les
bords de la mer, parce que les fleuves et les rivières, à leur embouchure, étendent leur lit, ou
se répandent dans la campagne qu'ils couvrent de
limon et qu'ils y forment des marais ; ou bien parce
que le terrain étant plus bas que le rivage, est
submergé par les eaux qui y sont conduites par
infiltration ou par les vagues , lors des gros temps ;
en sorte que les chaleurs survenant, dessèchent ces

marais, et remplissent l'air d'émanations extrêmement funestes.

On trouve aussi que la fièvre jaune est endémique dans les pays voisins de la mer. Selon le docteur Cailliot, deux conditions sont nécessaires pour
son développement, savoir le littoral de la mer et
la chaleur de l'atmosphère (1). Elle sévit avec force
au sud de l'Amérique septentrionale, tandis qu'elle
est inconnue au Canada et dans le reste de cette portion de l'Amérique en tendant vers le cercle polaire. La nécessité des deux conditions voulues par
le docteur Cailliot est démontrée, en effet, par
l'observation, qui nous apprend, d'une part, que la
fièvre jaune n'existe pas à l'intérieur des terres, et
de l'autre qu'elle s'éteint en pleine mer. La première de ces assertions est de l'auteur que nous
venons de citer. Elle est confirmée par de Humboldt,
qui assure « que dans les environs de Vera-Cruz
» le vomito (ou la fièvre jaune) ne s'est fait sentir
» que jusqu'à dix lieues de la côte,..... et qu'en
» Espagne, comme aux États-Unis, l'épidémie a
» suivi les côtes maritimes et le cours des grandes
» rivières(2). »La seconde assertion est de Lind (3),
qui rapporte, que des hommes atteints de la fièvre

(1) *Traité de la Fièvre-jaune.* Paris, 1815.
(2) *Essai Politique sur la Nouvelle Espagne,* etc., tome IV.
Paris, 1811.
(3) *Essai sur les Maladies des Européens dans les pays
chauds.*

jaune en Amérique, ayant été mis à bord des vaisseaux et conduits en pleine mer, guérirent promptement, et que leur maladie perdit son caractère
primitif. D'autres médecins ont attesté que la
fièvre jaune ne se développe pas à bord des vaisseaux en pleine mer. Il est donc vrai que le terme
moyen, ou la résidence naturelle de la fièvre jaune
indiquée par les auteurs, est le littoral de la mer,
ou celui des marais.

Il en est de même de la fièvre intermittente.
» Il est digne de remarque, dit M. Moreau-de-
» Jonnès, que la sphère d'activité des miasmes
» d'où proviennent les fièvres intermittentes, ne
» s'étend point autant qu'on pourrait le croire, au-
» delà des marais qui en sont le foyer (1). » Et en
effet, l'action des miasmes des marais ne s'éloigne
du rivage qu'à quelques lieues, à moins que les
vents enserrés et dirigés par des chaînes de mon-

(1) M. le chevalier Moreau-de-Jonnès, officier des armées du
Roi, ayant fait un séjour de plusieurs années à la Martinique, y
a cultivé l'histoire naturelle avec succès, et s'est occupé de la
fièvre jaune, moins en médecin qu'en historien. Nous avons de
lui quelques mémoires que l'on ne consulte pas sans fruit. Ceux
où je puiserai d'utiles documens sont : 1°. un *Précis historique
sur l'irruption de la Fièvre jaune à la Martinique, en 1802, et
un Tableau du climat des Antilles.* Voyez ces deux mémoires
dans le *Bulletin de la Société médicale d'Emulation.* Paris,
1816 et 1817 ; 2°. *Monographie du Trigonocéphale des Antilles,
ou Grande vipère fer de lance,* etc. Paris, 1816; 3°. *Essai sur
l'Hygiène militaire des Antilles.* Paris, 1816.

3

tagnes, ne portent au loin cette influence délétère. On ne voit l'intermittente pernicieuse que
sur les côtes de la mer, sur les bords des étangs
et dans les pays à rizières. Cette fièvre est presque
inconnue dans le haut Languedoc ; cependant,
en 1782, au rapport du docteur Pujol, elle dépeupla plusieurs villages du Lauraguais, fit périr
beaucoup de monde à Castelnaudary, et se convertit
en une fièvre miliaire, vulgairement appelée suette,
qui se montra sporadique pendant l'hiver, mais
qui, au printemps de 1783, fut une épidémie des
plus effrayantes, et que beaucoup de médecins vi-
rent se répandre par contagion. On l'attribua aux
miasmes putrides que l'été extrêmement chaud
de 1782 avait fait sortir des terres limoneuses qu'on
avait retirées du canal du Languedoc. Le docteur
Pujol assure que les ravages de cette épidémie
ne s'étendirent pas à l'intérieur des terres, à plus
de dix lieues du canal (1).

Une courte énumération des lieux où la fièvre
jaune est endémique, nous persuadera, peut-être,
que le docteur Cailliot a été fondé à exiger les
deux conditions précitées. Ces lieux, en effet, sont
à peu de distance de la mer. Les plus mémorables
sont le Mexique, d'où on la croit originaire, tout
le littoral du golfe de ce nom, sur les bords duquel on trouve Pensacola et Vera-Cruz, villes qui

(1) *Œuvres diverses de Médec. pratique*, etc. Castres, 1802.

ont été ravagées souvent par la fièvre jaune. On cite encore l'île de Cuba placée à l'entrée du golfe du Mexique, les Antilles dont l'insalubrité est avérée, parce qu'elles sont presque au niveau de la mer ; Carthagêne et l'isthme de Panama, qui ne le cèdent à aucun autre lieu ; enfin la nouvelle Grenade et la Guiane, dont les habitans ne doivent leur grande disposition à la fièvre jaune, qu'au souffle des vents chargés des effluves sortis de l'immense littoral des Antilles ou des eaux bourbeuses de l'Orénoque. Si l'on en croit les voyageurs, c'est à ces contrées que se bornent les grandes apparitions de la fièvre jaune. Ce qu'on en voit au Brésil et aux États-Unis, n'est qu'une extension de son domaine, toujours en suivant les côtes maritimes.

La fièvre intermittente règne aussi dans les golfes et sur tous les littoraux. Néanmoins elle est fort peu à craindre sur une plage aride, recouverte de sable et coupée en droite ligne ; tandis qu'on la trouve extrêmement dangereuse, à partir du golfe de Lépante, sur les bords de l'Adriatique, des lagunes de Venise, et des marais de Mantoue. Il en est de même du golfe de Tarente, des marais Pontins, du golfe de Terracine et de l'embouchure du Tibre. Cette fièvre règne encore le long des golfes de Gènes et de Lyon, à Malaga, à Gibraltar, à Cadix, à Lisbonne, à Bayonne, à Rochefort, à Flessingue et dans la Hollande. Il est à remarquer

3*

que dans tous ces pays le littoral de la mer est
porté fort avant dans l'intérieur des terres; que les
plantes aquatiques s'y accumulent avec la vase que
les eaux y déposent, et qu'il est, le plus souvent,
bordé de hautes montagnes, de manière que l'air
ne peut point y être renouvelé, ou que les brises
de la pleine mer, ordinairement si favorables, ne
peuvent y parvenir qu'avec beaucoup de difficulté.

Il y a une grande conformité entre les deux
littoraux, que j'appellerai, l'un à fièvre jaune ou
d'Amérique, l'autre à fièvre intermittente ou d'Europe. Voici comment je prouve cette conformité.
Supposons une ligne droite tirée de la Floride à
la pointe Saint-Iago de la Terre-Ferme dans l'A-
mérique méridionale, elle sera égale à quatre cent
vingt lieues marines; au lieu que, entre ces deux
promontoires, on auroit à parcourir deux mille
lieues de littoral, et que les îles qui y sont inter-
posées en offriroient tout autant. Supposons aussi,
pour l'Europe, une ligne tirée du détroit de Gibraltar, à la pointe de la Grèce, vis-à-vis de l'ancienne île de Cythère, elle sera de quatre cent
quatre-vingts lieues marines; et si nous suivons le
littoral de la mer entre ces deux points, nous
trouverons que les sinuosités qu'il décrit, lui
donnent une étendue de plus de deux mille lieues,
les îles non comprises. Le golfe de Venise seul a
près de cinq cents lieues de rivage. Voilà une

conformité de lieux qui doit faire présumer une
pareille conformité dans les causes génératrices
des maladies qui s'y développent. Si je cherche
quelque pays qui ressemble à ces derniers, je ne
trouve que l'Angleterre en Europe, et les Indes
orientales en Asie ; mais on y observe des productions morbifiques toutes pareilles. L'Angleterre est
féconde en fièvres intermittentes, elles y sont, non-
seulement endémiques, mais souvent épidémiques.
Celle qui y régna d'une manière générale en 1558,
était, selon l'historien Gilbert Burnet, aussi contagieuse que la peste (1). En Asie, une maladie qui
n'est ni la fièvre jaune, ni l'intermittente, ni la
peste, mais qui tient peut-être de toutes les trois,
est ce fléau tant redouté aux Indes orientales, et
qui, dans les îles de la Sonde particulièrement,
cause la mort quelques heures après son invasion (2).
Dans des lieux dont la topographie est pareille,
nous avons trouvé des maladies qui ont entre elles
beaucoup de rapports ; nous verrons plus tard,

(1) *The History of the Reformation*, etc., *the second edition.*
London, 1683.

(2) Il n'est pas hors de propos d'observer ici que la fièvre
jaune n'a été connue dès les premiers temps que sous le nom
de *fièvre de Siam*. On n'a pu lui supposer une origine asiatique,
sans avoir trouvé qu'elle ressemblait aux fièvres qui règnent en
Asie. Malheureusement les mêmes médecins n'ont point vu les
unes et les autres sur les lieux ; ce qui fait que nous sommes
mal instruits sur les rapports qui existent entre elles.

qu'elles ne diffèrent que par leur degré d'activité,
et nous aurons lieu de nous convaincre que ces
degrés peuvent être calculés d'après ceux de la
latitude de ces mêmes lieux.

Le témoignage du vulgaire s'accorde avec l'o-
pinion des Médecins observateurs. En Amérique,
on connaît la fièvre jaune sous le nom de fièvre
des lacs, et le docteur Bally voudrait qu'on la
nommât *typhus miasmatique, ataxique, putride,
jaune.* M. Devèze nous dit qu'à Philadelphie, où il
l'observa en 1793, elle ne pouvait être attribuée
qu'à la saleté de la ville, aux eaux pluviales stagnantes, aux débordemens de la Delaware, dont
le lit a près d'un mille de large, et au limon que
laisse la marée montante. « Le soleil, dit-il, par
» son action sur ces matières pendant l'intervalle
» d'une marée à l'autre, en dégage une quantité
» de miasmes putrides, qui répandent au loin une
» odeur infecte (1). » M. Moreau-de-Jonnès rapporte
aussi qu'un régiment d'infanterie anglaise, fort de
cinq cents hommes, en perdit trois cents dans un
an, parce qu'il était en garnison à Montégo, au
bord de la mer; et qu'un autre régiment placé à
vingt milles de la côte, ne perdit qu'un homme en
six mois. Voilà des preuves non douteuses de la
funeste influence des émanations marécageuses.
Nous savons, au contraire, par M. Leblond, que

(1) *Dissertation sur la Fièvre jaune.* Paris, 1804.

l'île de la Trinité, quoique située sous le onzième degré de latitude, est très-saine, parce que le sol, qui est sablonneux et recouvert d'une couche végétale, laisse filtrer l'eau et n'est point limoneux. « Pendant un séjour de vingt mois, dit-il, je n'y » ai observé aucune maladie bilieuse putride, » aucunes fièvres intermittentes, compagnes insé-» parables des pays marécageux, et l'on n'y con-» naissait pas la fièvre jaune (1). » Selon le même auteur, la ville d'Augustura, dans la Guiane espagnole, quoique placée sous la ligne, n'est pas affligée par la fièvre jaune, parce que le sol en est aride et rocailleux ; et selon M. Moreau-de-Jonnès, « les fièvres intermittentes sont presque » inconnues dans la partie septentrionale de la » Martinique, dont le sol, formé de la réduction » des pierres ponces, absorbe les eaux pluviales » et n'en laisse point de stagnantes. » On doit penser que la fièvre jaune y est, pour le moins, aussi rare que l'intermittente.

Tous les pays qui sont dans la même catégorie géologique, offriraient le même avantage, si la chaleur n'y trouvait des eaux et des marais à dessécher, car la chaleur sans l'humidité ne pourrait point engendrer ces maladies ; elle réduirait à une dessiccation extrême les substances qu'elle toucherait, et ne les corromperait pas. C'est pourquoi dans

(1) *Observations sur la Fièvre jaune*. Paris, 1805.

quelques contrées la peste cesse ses ravages pendant
la saison chaude, comme dans le Saïd ou la Haute-
Egypte, tandis qu'à cette même époque elle acquiert plus d'activité dans d'autres lieux, comme
dans la Basse-Egypte. Si les auteurs ne sont point
d'accord sur les temps de l'année qui arrêtent ou
qui favorisent les progrès de cette terrible maladie,
c'est qu'elle n'a pas, à cet égard, une habitude fixe,
étant dépendante de la topographie des pays où
elle règne; c'est-à-dire, qu'un pays marécageux
sera propre à la peste pendant de grandes chaleurs,
et non point un pays sec. Le docteur Pâris dit que
la cause de la peste est dans les exhalaisons putrides qui se mêlent à l'air, mais que ce germe ne
peut pas se développer également dans tous les
pays (1). Le vent du sud et l'air humide et chaud
produisent le même effet, ainsi que les changemens
brusques de la température; c'est ce qu'on lit dans
la *relation médicale de l'armée d'Orient*, etc., par
le baron Des-Genettes, et ce qui a été observé
également par le docteur Pugnet, qui assure que
la contagion pestilentielle se développa à Damiette,
sous une température chaude, dans le voisinage de
la mer, par les exhalaisons d'un vaste lac et des
rizières, et enfin par les pluies répétées qui ren-
dirent le pays excessivement humide. En parlant
de la peste de Syrie, il ajoute : « Il est inconcevable

(1) *Mémoire sur la Peste.* Avignon, 1778.

» combien nos malades augmentent, lorsque l'at-
» mosphère devient humide. » La fièvre miliaire
du Languedoc, ou suette, dont nous avons parlé
d'après le docteur Pujol, maladie qui n'est pas rare
en Angleterre, où elle est comptée au nombre des
fièvres pestilentielles, fut sporadique jusqu'au
24 mai, jour auquel le vent de sud-ouest ayant
régné, elle acquit une telle force, que, chaque jour,
jusqu'au 30 du mois, elle frappait plus de cent
personnes à Castres, ma ville natale, dont la
population n'est que de douze à treize mille
âmes.

Comme la peste et la fièvre jaune, la fièvre intermittente est aussi le produit morbifique des pays
humides ou marécageux. Lancisi nous apprend
qu'elle régna d'une manière épidémique extrêmement meurtrière, à la fin du dix-septième
siècle, après un débordement extraordinaire du
Tibre. En France, on la voit auprès des marais
de la Provence, du Languedoc et du Roussillon.
Celle qui affligea Pithiviers et ses environs, en 1802,
fut attribuée, avec juste raison, aux marais de nouvelle formation dont ce pays fut couvert par des
circonstances particulières. Enfin, il est généralement reconnu que cette fièvre est due aux émanations marécageuses; et sans chercher à le prouver
par de nouvelles autorités, nous dirons qu'à cet
égard elle soutient très-bien le parallèle avec la

fièvre jaune ; ce qui prouve que ces deux fièvres ont une origine commune.

S'il fallait tirer de la nature des lieux un autre trait de ressemblance entre ces deux fièvres, nous le prendrions dans les traditions populaires qui, le plus souvent, n'expriment que des vérités confirmées ; savoir, l'appréhension où sont les étrangers qui, allant de Rome à Naples, traversent les marais Pontins, ou bien ceux qui, descendant du plateau du Mexique pour aller à la mer, sont forcés de traverser le territoire aride et marécageux de Vera-Cruz. Les premiers sont pris de la fièvre intermittente, les seconds de la fièvre jaune : c'est ce dont j'ai été convaincu à Rome, d'une part ; et de l'autre, c'est ce que de Humboldt atteste avoir vu à Vera-Cruz. Ajoutons encore que les causes de ces deux maladies sont plus funestes la nuit que le jour, dans le sommeil que pendant la veille, et qu'on recommande de ne traverser qu'avec beaucoup de précautions ces pays marécageux, soit d'Europe, soit d'Amérique. Tout le monde sait que les équipages des vaisseaux et les bateliers évitent de passer la nuit sur le rivage, l'expérience ayant prouvé que sur nos côtes méridionales ils contractent la fièvre intermittente, et la fièvre jaune sur celles du Nouveau-Monde.

§. II. *De la Chaleur de l'atmosphère, considérée comme cause du développement de la Fièvre jaune et de l'intermittente.*

La fièvre jaune et l'intermittente tirent leur origine des bords de la mer et des marais ; mais ce n'est point là seulement ce qui leur donne un caractère pernicieux. Ce dernier dépend de la chaleur de l'atmosphère. Tous les pays où la fièvre jaune se montre spontanément et avec force, sont entre le premier et le trentième degré de latitude nord. Du trentième au quarantième, la température étant moins chaude, donne à cette fièvre un caractère moins meurtrier ; c'est ce qu'on remarque aux Etats-Unis, où elle a des habitudes différentes, où elle est sporadique ou épidémique, mais le plus souvent importée. Si nous la cherchons du quarantième au cinquantième degré, ce qui correspond à la latitude moyenne de l'Europe, nous n'en trouverons aucune trace ; mais il y aura la fièvre intermittente, comme on l'observe au Canada, à la Nouvelle-Ecosse, à Terre-Neuve, etc. Selon M. Leblond, les montagnes des Cordillières offrent la même observation à faire sur les résultats de la chaleur, car il assure que la fièvre intermittente y règne dans la région moyenne qui est la tempérée, et la fièvre jaune dans l'inférieure, qui est la plus

chaude. De Humboldt, qui a donné les détails les
plus précis sur le climat et sur la topographie de
Vera-Cruz, a calculé que l'intensité de la fièvre
jaune y est toujours en proportion de celle de la
chaleur. Enfin nous dirons avec le docteur Bally,
« que le site principal du *vomito-prieto* (1) est
» la région maritime dont le climat est excessive-
» ment chaud et humide, » et avec M. Moreau-de-
Jonnès, « que la fièvre jaune reparaît périodique-
» ment, chaque année, dans la saison de l'hiver-
» nage, pendant laquelle l'humidité la plus grande
» se joint à la plus grande intensité de la chaleur. »

Ces considérations et ces témoignages ne laissent aucun doute sur la part que la chaleur a dans
les épidémies de fièvre jaune. En Europe, les pays
situés entre le 38e et le 40e degré de latitude,
sont précisément ceux où cette maladie s'est déjà
montrée (2) ; et pour trouver enfin le point de contact continental de la fièvre jaune et de l'intermittente, ainsi que nous l'avons trouvé pour la peste
et pour le typhus, nous n'aurons qu'à chercher les
pays d'Europe les plus chauds, et nous devrons y

(1) Nom que les Espagnols donnent à la fièvre jaune, à cause
de la couleur noire des vomissemens.

(2) On regarde comme très-extraordinaire qu'elle se soit montrée à Livourne. C'est le seul cas où elle se soit établie sous une
latitude qui s'élève à 43° vers le nord, et Lind observe très-judi-
cieusement qu'elle ne s'est jamais manifestée en Angleterre,
quoique ce pays ait de grandes communications avec l'Amérique.

rencontrer la fièvre jaune et l'intermittente se partageant leur occupation. Tels seront en effet les îles de Malte et de Minorque, le royaume de Naples (1), Malaga, Gibraltar, Cadix, etc., où la première a régné plusieurs fois. Il suffit de savoir que ces pays se trouvent entre le 30ᵉ et le 40ᵉ degré, et que sous ces mêmes latitudes cette fièvre est sporadique ou épidémique dans le Nouveau-Monde, pour être persuadé qu'ils tiennent de l'atmosphère la condition nécessaire au développement de la fièvre jaune, soit spontanée, soit importée. De Humboldt a voulu fixer le terme de l'influence de la chaleur, lorsqu'il a dit que la température au-dessous de 24° du thermomètre centigrade, ne favorise plus l'action des causes morbifiques, au lieu qu'au-dessus de ce degré elle les rend au contraire très-actives. Cette considération conduit ce célèbre voyageur à porter son attention sur les pays d'Europe qui sont dans les mêmes conditions de température, et à cette occasion il dit : « A Rome, à » Naples, à Cadix, à Séville et à Malaga, la cha- » leur moyenne du mois d'août dépasse 24°, et » diffère par conséquent très-peu de celle de Vera- » Cruz. » Davidson et Clarke ont dit également que c'est sous une chaleur de 24° de Réaumur que

_____

(1) On assure que l'épidémie contagieuse qui régnait l'an dernier dans la Calabre, était une véritable fièvre jaune, et que le typhus actuel de la Toscane en a pris la forme à l'entrée de l'été,

commence l'influence des causes de la fièvre jaune.

En parlant des Cordillières, nous avons trouvé que la fièvre intermittente règne seule dans les climats tempérés de ces régions américaines *inter-tropicales* ; nous avons démontré également que la fièvre jaune règne en Europe dans les pays chauds ; nous avons donc prouvé que ces deux fièvres appartiennent aux deux continens, la température qui leur convient étant donnée. Mais comme il est difficile d'y trouver la température et le sol humide dans les proportions nécessaires pour l'irruption de ces deux maladies, il est pour cela même très-rare de les voir déplacées des pays d'où elles semblent tirer leur origine ; mais cela ne nous empêche pas de les considérer comme issues des mêmes causes, étant de même nature, et ne différant que par l'intensité qui leur est répartie diversement par la chaleur.

Ces rapprochemens nous conduisent à tirer la conséquence suivante, que tout pays placé entre l'équateur et le 30e degré de latitude nord, est sous la domination de la fièvre jaune (1); que du

(1) Le docteur Bally, loin de la considérer d'une manière si générale, a limité l'étendue de la fièvre jaune aux pays d'Amérique situés sous la zône torride. Cela ne peut être vrai pour ce qui est de l'atmosphère en général, et des causes qui naissent du sol ; mais bien quant aux habitudes, parmi lesquelles nous distinguons l'usage des boissons alcooliques ; comme disposant singulièrement à la fièvre jaune. Si l'usage de ces dernières de-

5o^e au 40e l'occupation est partagée entre celle-ci
et la fièvre intermittente ; et que cette dernière
tient les pays situés entre le 40e et le 55e degré.
Cela étant posé, on pourra en déduire cette autre
conséquence, que toutes les fois qu'un été extrêmement chaud régnera dans les pays méridionaux
d'Europe, le climat se rapprochera de celui qui
règne entre les tropiques, et alors on devra avoir la
fièvre jaune ou les maladies qui s'en rapprochent
le plus. Et en effet, les fièvres ardentes bilieuses
(le causus d'Hippocrate); l'intermittente pernicieuse, qui, dans les Etats Romains, selon l'assertion de plusieurs auteurs, et selon ce que j'en ai
vu moi-même, s'accompagne de tous les symptômes
de la fièvre jaune ; le cholera morbus, la dysenterie contagieuse, les flux hépatiques, lyentériques,
etc., se montrent pendant de telles constitutions
atmosphériques. La fièvre jaune qui régna à Cadix
et à Séville en 1800, est attribuée, par le professeur
Berthe, à l'excessive humidité de l'hiver qui avait

venait général sous l'équateur, en Asie et en Afrique, on y ver-
rait la fièvre jaune. Valentin, Firth, Pugnet et De Humboldt,
pensent qu'elle n'est point limité à l'Amérique. Corray, dans les
notes qui suivent sa traduction du *Traité de l'Air*, d'Hippocrate,
s'exprime de même. Si nous avions à donner notre opinion sur ce
sujet, nous ne pourrions que répéter ce que nous avons dit dans une
note précédente sur les différentes habitudes des peuples, et sur
ce qu'elles engendrent de dispositions aux quatre fièvres conti-
nentales.

précédé et aux chaleurs brûlantes de l'été (1). Pour
la même raison, lorsque du 1er au 30e degré de latitude en Amérique, les chaleurs seront moindres que
de coutume, au lieu de la fièvre jaune on aura
l'intermittente; et cela a été observé en effet à
Vera-Cruz pendant les huit années qui précédè-
rent 1794, pendant lesquelles, dit de Humboldt,
« il n'y eut pas un seul exemple de *vomito* à Vera-
» Cruz, quoique le concours des Européens et des
» Mexicains de l'intérieur fût extrêmement grand. »

Les conséquences que nous venons de déduire
ont en leur faveur les assertions de quelques praticiens. Lancisi nous apprend que l'épidémie de
fièvre intermittente pernicieuse qui dépeupla la
ville de Léon et un des faubourgs de Rome en 1695,
avait été précédée d'un été extrêmement chaud.
Devèze s'exprime de même sur les causes de la
fièvre jaune qu'il observa à Philadelphie. J'ai vu,
dans les états Romains, un régiment composé d'Allemands, qui, bientôt après son arrivée en 1807,
eut un grand nombre d'hommes atteints de la fièvre
intermittente pernicieuse, dont beaucoup moururent, au lieu que les autres troupes françaises ou
italiennes, n'en souffrirent presque pas. Cela tenait
à ce que la chaleur de l'atmosphère, qui était habituellement de 26 à 28° de Réaumur, était, relative-

_____

(1) *Précis historique de la maladie qui a régné en Andalousie*
en 1800. Paris et Montpellier, 1802.

ment plus forte pour les Allemands que pour les
hommes nés dans des pays moins septentrionaux (1);
je dirai même, que ces Allemands eurent la fièvre
jaune au lieu de l'intermittente pernicieuse. Au
dernier accès ils devenaient jaunes, non point
comme dans l'ictère, où cette couleur a quelque
chose de vif, de saillant, et qui se rapproche de la
couleur du citron, mais d'un teint jaune cendré,
livide, j'ajouterai même sinistre (2). A cela se joi-
gnaient, l'irritation gastrique, les pétéchies, les
plaques brunes, les ecchimoses plus ou moins éten-

(1) C'est ici le lieu de rapporter une observation que j'ai faite
à Moscou. Y étant chargé du service d'un hôpital que nous éta-
blîmes dans le superbe édifice destiné aux Enfans-Trouvés, j'observai que nos malades n'avaient point de fièvres adynamiques,
quoique nos hôpitaux fussent fort encombrés; ni de fièvres intermittentes, quoique nous fussions en septembre et en octobre,
et que l'armée eût passé les nuits au bivouac. J'en fus fort étonné
d'abord; mais bientôt je me dis que des Français, des Italiens,
des Espagnols, et même les Allemands qui faisaient partie de
cette armée, étaient inaccessibles aux causes des maladies au-
tomnales de la Russie, étant nés dans des pays plus chauds que
ceux où ils se trouvaient. Mais, hélas! combien nous payâmes
cher de ne pas être également prémunis contre le froid de ces
affreux climats !

(2) J'anticiperai sur ce que j'ai à dire touchant la lésion des
fonctions de la rate dans la fièvre intermittente, en exposant
que la couleur jaune noirâtre de la peau indique les affections
profondes de ce viscère; au lieu que la couleur jaune tirant sur
le citron est plus particulière aux maladies du foie. Cette remarque est fort ancienne. Corray, dans sa traduction du Traité
de Aere, etc., d'Hippocrate, lui donne beaucoup d'extension.

dues, les parotides, et cet ensemble de malignité et même la marche rapide qui caractérisent la fièvre d'Amérique. Mais s'il suffit que les Européens méridionaux, nés sous une température qui ne passe pas ordinairement 26°, éprouvent celle de 30°, en Amérique (différence 4°), pour avoir la fièvre jaune, de même aussi des Allemands, qui, au sortir de leur pays où la chaleur ne va pas au-delà de 23°, passèrent dans les Etats Romains où elle s'élève jusqu'à 28° (différence 5°), durent y être modifiés de la même manière, et y éprouver les mêmes affections que les Européens méridionaux en Amérique, les uns et les autres se trouvant dans des pays marécageux. On peut même fixer cette proportion, en disant, que la chaleur et les miasmes agissent sur les Européens en Amérique avec une force égale à 4, et qu'ils se sont exercés sur les Allemands qui étaient venus à Rome, avec une force égale à 5, proportion juste de laquelle on peut conclure que ceux-ci eurent véritablement la fièvre jaune.

La chaleur, disons-nous, est tellement nécessaire au développement de la fièvre jaune, qu'on ne trouve pas cette fièvre sur les montagnes des Indes Occidentales, et que dans les régions froides elle est remplacée par une sorte de typhus. Cette observation a été faite sur le plateau du Mexique, élevé de 12 à 15 cents toises au-dessus du niveau de la mer,

sur lequel, au rapport du docteur Cailliot, la fièvre
jaune n'arrive jamais (1). M. Leblond en a dit
autant des Cordillières, nous l'avons déjà rapporté;
et M. Bally pense que cette fièvre ne peut point
exister, même dans les pays situés sous la ligne qui
sont élevés au-dessus du niveau de la mer de plus
de 1,200 toises, élévation à laquelle, dit-il, le thermomètre de Réaumur ne marque pas plus de 20°;
c'est ce qu'il appelle latitudes de profil. Tout ceci
prouve que la fièvre jaune est due à la chaleur et
aux émanations marécageuses; qu'elle peut se montrer par-tout où la chaleur sera de 26° de Réaumur
et au-dessus, et qu'elle n'est point, comme on l'a
cru long-temps, une maladie *sui generis*, particulière à l'Amérique.

La campagne d'Égypte a fourni au baron Larrey
l'occasion d'observer une fièvre jaune contagieuse
et promptement mortelle, qui, dans l'espace de
deux mois, fit périr 260 blessés sur 600 (1). Les causes
de cette fièvre ne sont pas indiquées; mais tout
porte à croire que le climat chaud en était le moteur principal. Sans en approfondir l'origine, nous
citons cette fièvre comme indiquant un nouveau
point de contact entre les maladies de l'ancien con-

(1) Cette observation vient à l'appui de ce que nous avons dit
de la succession des quatre fièvres, et de leur filiation réglée
d'après la température.

(2) *Relation historique et chirurgicale de l'Expédition de
l'armée d'Orient.* Paris, 1803.

4*

tinent et celles du nouveau, ou comme pouvant
servir à prouver ce que nous avons déjà dit de la
grande disposition à la fièvre jaune que les Européens doivent, en partie, à l'usage des boissons spiritueuses (2), lorsqu'ils se trouvent dans des pays
plus chauds que ceux où ils ont reçu le jour.

Les recherches que nous venons d'exposer sur
l'influence de la chaleur de l'atmosphère, dans le
développement de la fièvre jaune, s'accordent avec
ce que nous avons dit de son influence dans les
maladies d'Europe. C'est toujours en suivant l'a-
baissement de la température australe, que les
fièvres bilieuses perdent de leur activité. Sur l'ancien continent nous avons vu la fièvre intermittente
tenir le milieu entre la peste et le typhus du nord ;
en Amérique, elle succède à la fièvre jaune, et y
est suivie, sans doute, des maladies particulières
aux régions du nord, qui probablement sont des
typhus, qu'on n'a pas encore étudiées avec soin, tel
est le *matlazahualt;* mais qui ont été déjà aperçues,
ainsi que nous l'avons rapporté en parlant des Cordillières et du plateau du Mexique. Ceci indiquerait
que la fièvre jaune peut être dite, d'une manière
générale, appartenir à la zone torride, de même
que la peste, la fièvre intermittente à la tempérée,
et le typhus à la glaciale ; abstraction faite toutefois des lieux qui sont fort élevés au-dessus du

(1) Voyez ce que nous en avons dit dans une note précédente.

niveau de la mer, ou de ceux qui lui sont inférieurs.
Si une telle division trouvait des partisans, elle ne
servirait qu'à prouver le mérite de notre opinion
sur l'unité du principe générateur de ces maladies,
ou bien, que celles-ci ne sont que des variétés de
la même espèce.

Il ne serait pas impossible de marquer, le thermomètre à la main, les pays propres à la fièvre
jaune, et ceux qui sont réservés à l'intermittente.
Les limites que nous donnerions alors à ces deux
fièvres ne seraient pas fort éloignées l'une de l'autre,
et ne démentiraient point ce que nous avons dit de
l'aptitude de ces mêmes pays classés d'après les
degrés de latitude. Nous pourrions nous servir
pour cela des observations météorologiques faites
par le docteur Bally, qui a noté qu'à Saint-Domingue le thermomètre de Réaumur marque 30°
seulement les jours de la plus grande chaleur.
(Cependant il rapporte qu'un autre médecin a
noté 31° 1/2 aux Cayes; il trouve cette température extraordinaire.) Les observations faites au
Cap n'ont donné que 29°, même résultat à la Grenade, et 28 seulement à la Martinique d'après
M. Moreau-de-Jonnès. Cette chaleur ne diffère
presque pas de celle qui règne à Naples, à Rome
et sur les côtes orientales et méridionales de
l'Espagne. J'ai marqué 28° à Rome, au mois
d'août 1807, et d'autres années on y a éprouvé

une chaleur de 30 dégrés. D'après cela il ne paraîtra point extraordinaire que les fièvres bilieuses rémittentes ou intermittentes de ces derniers pays prennent quelquefois un caractère qui les rapproche de la fièvre jaune, principalement chez les hommes qui seraient venus du nord de l'Europe; ou qu'elles se convertissent en celle-ci, lorsque la chaleur de l'été y devient excessive.

Lorsque nous considérons quelle est l'influence de la chaleur dans le développement de la fièvre jaune et de l'intermittente, nous ne devons pas omettre de parler de la saison qui facilite ce développement, et de celle qui s'y oppose. En Amérique, sous la zone torride, les causes de la fièvre jaune ont une action à-peu-près permanente, parce que les saisons y sont presque uniformes; voilà pourquoi les étrangers peuvent y être malades dans tous les temps de l'année; c'est ce qui est assuré par le docteur Bally : au lieu que dans les contrées situées hors de la ligne équinoxiale, la fièvre jaune n'y règne que pendant la saison chaude, et qu'elle s'éteint pendant l'hiver. C'est ce qu'on voit aux États-Unis, où l'année est partagée en deux saisons, l'une très-froide, l'autre très-chaude. Ajouterons-nous, pour établir encore mieux le parallèle, que la fièvre intermittente débute pendant l'été, qu'elle devient générale en automne, et qu'elle cesse à l'approche de l'hiver? ce serait répéter ce que l'ex-

périence a confirmé dans tous les temps et dans
tous les lieux marécageux.

§. III. *Symptômes communs à la Fièvre jaune et à la Fièvre intermittente.*

Il y a beaucoup de rapport entre les phénomènes
principaux ou symptômes caractéristiques, non-
seulement de la fièvre jaune et de l'intermittente ,
mais même de la peste et du typhus. Indépendam-
ment de ce qui caractérise la fièvre en général et
la prostration des forces, on trouve que l'engorgement phlegmoneux des glandes, qui appartient
à la peste, se fait remarquer aussi dans les trois
autres maladies; et pour donner à ce symptôme
une valeur encore plus étendue, nous le signalerons
comme étant commun à toutes les fièvres d'un
caractère insidieux. Il s'y montre en effet par la
tuméfaction des glandes voisines des grandes arti-
culations. Nous indiquerons aussi qu'il accompagne
plusieurs maladies virulentes, comme la siphilis
qui est très-caractérisée lorsqu'elle est avec des
bubons; la variole et la vaccine inoculées, qui
donnent lieu à l'engorgement des glandes voisines
du lieu où le virus a été déposé; le venin de la
vipère, qui détermine le gonflement des glandes du
cou ou de la mâchoire inférieure , dans les animaux
que l'on fait mordre au museau; enfin nous ajou-

terons que la matière de la rougeole, de la variole,
de la siphilis, des scrophules, des dartres, de la
teigne, etc., cause l'engorgement des glandes
toutes les fois qu'elle est répercutée ou déplacée
vicieusement : ce qui porte à croire que l'affection
des glandes indique toujours la présence d'une
matière virulente.

J'ai vu fréquemment, et il n'est pas de médecin
des armées qui ne l'ait observé comme moi, que
le typhus se juge par des tumeurs situées au cou,
aux aisselles, aux aînes, près du genou et même
aux malléoles, et que ces tumeurs sont d'autant
plus fréquentes, qu'il règne plus d'infection dans
les hôpitaux où on les observe. Hippocrate parle
d'un engorgement phlegmoneux à l'aîne gauche.
(Voyez ce qu'il dit du troisième malade.) Pendant
les épidémies *de typhus redoublé*, j'ai observé de
ces engorgemens des glandes, des anthrax qui se
montraient sur toutes les parties du corps. J'ai vu
aussi deux cas de charbon malin placé sur la
langue, sorte de glossanthrax pestilentiel, auquel
les hommes succombèrent au bout de deux jours. Le
docteur Gasc a fait à Wilna des observations que je
crois devoir rapporter ici. «Plusieurs malades, dit-il,
» étaient couverts de pétéchies, ou avaient des
» parotides; d'autres avaient des bubons et même
» des charbons. » C'est avec raison qu'il continue,
en disant : « Ce qui empêcha, peut-être, ces exan-

» thêmes de se montrer d'une manière plus géné-
» rale, ce sont les plaies profondes, les ulcères et
» les gangrènes simultanées, dont la plupart des
» malades étaient atteints (1). » Il aurait pu ajouter
que la maigreur, effet des privations que nous avions
éprouvées, et la rigueur de la saison, durent s'opposer également à la fréquence de ces exanthêmes.

On voit aussi l'affection des glandes dans la fièvre
jaune, elle fut signalée dès l'apparition de cette fièvre
en Amérique. Le docteur Bally rapporte, d'après
le père Labat, que les hommes du vaisseau l'Ori-
flamme, et les habitans de la ville de Saint-Pierre-
Martinique, qui tenaient l'infection de ceux-ci ,
« avaient des bubons sous les aisselles et aux aînes,
» les uns pleins d'un sang caillé, noir et puant,
» et les autres pleins de pus. » Le docteur Gilbert
a parlé également des bubons et des charbons qu'il
avait observés à Saint-Domingue; Georges Davidson en a vu autant à la Martinique en 1796, Frost
à New-York en 1798; Williams à la Jamaïque, et
M. Moreau-de-Jonnès à la Martinique en 1802.
Nous rapporterons bientôt, d'après notre propre
observation, que cette affection des glandes n'est
pas rare dans l'intermittente pernicieuse; mais
nous dirons ici avec Lancisi, qu'elle grossit le

(1) Voyez, à la fin de la traduction qu'il a donnée du *Traité
des Epidémies*, etc. de *Schnurrer*, Paris, 1815, l'histoire de
l'épidémie qui régna à Wilna après notre retraite de Moscou.

cortége mortel dont cette fièvre s'accompagne:
*Denique gravi cum sopore, algido sudore, urinis
tenuibus factis, parotides erumpebant.* (Epid. 1,
cap. 5.) Nous croyons inutile de répéter que l'engorgement des glandes est extrêmement fréquent
dans la peste.

Les pétéchies ont été indiquées comme caracté-
risant le typhus ; cependant il est assez ordinaire
de les observer dans la peste, dans la fièvre jaune
et dans l'intermittente. On doit entendre par pétéchies, non-seulement ces petites taches semblables
à des piqûres de puces plus ou moins brunes ou
pourprées, qui paraissent à la surface du corps,
mais même les ecchimoses plus ou moins étendues;
telles sont celles dont parle M. Moreau-de-Jonnès,
dans le *Précis historique de la fièvre jaune qui
régna à la Martinique en 1802.* Le docteur Pugnet
mettant cet exanthème au troisième rang de ceux
qui se montrent dans la peste, parce qu'il est moins
fréquent que les bubons et que les charbons, n'en
dit pas moins qu'il est d'un prognostic plus fâcheux
que ceux-ci. Je le tiens pour mortel dans l'intermittente pernicieuse. Rush le considère de même
dans la fièvre jaune (1).

M. Moreau-de-Jonnès rapporte qu'avec l'hivernage commencent les éruptions cutanées, semblables à celles qui reparaissent annuellement en

_____

(1) *Medical inquiries, etc., of the yellow fever.*

Egypte lors de l'évaporation de la nouvelle eau du Nil, et qu'elles sont causées par l'excès de la chaleur qui est alors de 28° R. Le docteur Pugnet dit en effet que la tendance des mouvemens vers la périférie, dans la peste, donne lieu à une éruption cutanée, qu'on attribue aux premières eaux du Nil, c'est-à-dire, à celles qui ayant séjourné dans les mares, en sont chassées au moment de la crue de ce fleuve. Ces eaux, qui ont été stagnantes pendant plusieurs mois, sont vraiment marécageuses. Il rapporte encore que lorsque la transpiration est augmentée par une cause quelconque, on croit être entouré d'épines et éprouver sur toute l'habitude du corps la sensation que causerait le contact d'un million de pointes aiguës. Même chose arrive dans les pays malsains, où règne la fièvre inter-mittente. J'ai moi-même éprouvé ce picotement fort incommode pendant l'été et l'automne de 1807, que je passai à Rome. Presque tous les Français qui habitaient cette ville depuis peu, l'éprouvèrent aussi. Cette sensation était fugace, se calmait par le repos, et se réveillait au moindre mouvement ou par l'impression de la chaleur : on n'en fut pas même entièrement délivré pendant l'hiver, car elle se faisait sentir dans les reins et sur la poitrine, lorsqu'on était auprès du feu ou dans un lit trop chaud. Ce picotement indiquait une grande dispo-sition à la fièvre intermittente ; il appartient aussi

à l'époque d'imminence de la peste, et milite fortement en faveur de l'identité de nature de ces maladies. Il a fixé d'autant plus mon attention, en lisant
l'ouvrage du docteur Pugnet, que je ne connais pas
d'auteur qui en ait parlé à propos de ces fièvres. Ce
picotement ressemble beaucoup à celui que cause
l'urtication. Il était tellement incommode, qu'il
privait du sommeil, parce qu'on ne pouvait faire le
moindre mouvement sans le ressentir. J'en éprouvai
quelques atteintes en 1810, en Catalogne. Après
avoir lu avec beaucoup d'intérêt ce que le docteur Pugnet dit de ce phénomène de la peste, que
j'ai trouvé aussi dans la fièvre intermittente, il m'a
resté le désir de savoir si cette sensation incommode était aussi fréquente chez les naturels du
pays que chez les étrangers. A Rome, elle n'in-
quiétait que ces derniers. Outre ce trait de ressemblance de la fièvre intermittente avec la peste, nous
trouverons aussi que la première s'accompagne
d'éruptions cutanées pareilles à celles dont parle
M. Moreau-de-Jonnès, à propos de la fièvre jaune;
ce qui est un nouveau trait de ressemblance entre
ces deux fièvres. Ce dernier auteur donne à connaître que ces éruptions sont une crise salutaire
pour l'Européen qui n'est pas encore acclimaté, ce
qui fait présumer que les étrangers en souffrent
plus que les gens du pays. Observation faite à Rome,
à propos du picotement.

La fièvre jaune tire son nom de ce qu'elle a pour symptôme assez constant, la couleur jaune de la peau ; elle porte encore le nom de *vomito-prieto*, que les Espagnols lui ont donné, à cause des vomissemens de matières noires dont elle s'accompagne fréquemment. Le premier de ces symptômes est plus rare dans le typhus des pays du nord, que dans celui qui se montre au printemps dans les pays chauds et marécageux. On le voit aussi dans la peste, mais il est pathognomonique de la fièvre intermittente pernicieuse ; c'est ce que j'ai vu à Rome, et que Lancisi y avait observé pareillement, *primùm, facies incolentium vicos, etc., subflava reddebatur*, dit cet auteur. L'intensité de ce symptôme augmente à mesure que les accès deviennent pernicieux, de même que dans la fièvre jaune il n'est porté au plus haut degré que dans la troisième période de cette maladie, assertion du docteur Bally.

Les hémorragies passives surviennent aussi dans le dernier stade de ces deux fièvres. On trouve dans l'intermittente les vomissemens d'une bile noire, porracée, quelquefois mêlée de sang. Ce symptôme est souvent accompagné de cardialgics implacables, et alors il est presque toujours mortel. On voit encore cette fièvre s'accompagner de dysenteries malignes, de flux hépatiques, lyentériques, etc., qui précipitent rapidement un homme

au tombeau. Mêmes accidens accompagnent la
fièvre jaune. Qui pourrait affirmer que le *cholera
morbus* des pays méridionaux d'Europe n'est point
une variété du *vomito prieto* de la Nouvelle-
Espagne, ou bien encore ces vomissemens de matières noires et sanguinolentes qui, selon le docteur Pugnet, sont promptement mortels dans la
peste ? On pourrait encore moins nier que le cho-
léra et l'intermittente pernicieuse ne se confondent
très-souvent, et ne constituent ainsi une véritable
fièvre jaune.

Enfin la fièvre intermittente est avec engorgement phlegmoneux des glandes comme la peste (1).
On en trouvera trois observations sur douze que
j'ai rapportées dans mes mémoires sur les fièvres
intermittentes pernicieuses observées à Rome en

(1) Gilbert Blane a observé dans l'île de Walcheren, pendant
une épidémie de fièvre intermittente, que tandis que les adultes
souffraient de cette fièvre, les enfans avaient des engorgemens
des glandes ; ce qui prouve que la puissance délétère s'exerçait
en entier dans les premiers, et d'une manière incomplète dans
les seconds ; ou bien parce que dans ceux-ci, les glandes sont relativement plus développées que les autres organes, et que dans
les adultes l'appareil organique qui est réservé pour la fièvre
intermittente, prédomine sur tous les autres. Mais, puisqu'il
nous a paru déjà que l'engorgement des glandes peut être attribué à une matière virulente, ne doit-on pas considérer celui
qui fut observé à l'île de Walcheren, comme indiquant la virulence des causes de la maladie qui y régnait ? Nous verrons bientôt que cet engorgement des glandes n'est pas réservé uniquement aux enfans dans les épidémies de fièvre intermittente.

1807 (1) ; elle offre à l'observateur des pétéchies
comme le typhus , et la couleur jaune cendrée de
la peau comme la fièvre jaune. Ces trois symptômes caractéristiques d'autant de maladies distinctes et contagieuses se réunissent dans la fièvre
intermittente , comme pour marquer qu'elle peut
être assimilée aux maladies indiquées par chacun
d'eux. Dans quelques cas on voit ces symptômes
être deux ou trois ensemble, comme pour faire
confondre ces fièvres , ou s'y montrer indistinctement, comme s'ils tenaient à la nature de chacune
d'elles. Mais le médecin philosophe ne s'arrête pas
à cette inconstance des formes, il n'y voit pas seulement des *aberrations*, expression trop souvent
employée pour servir l'ignorance ou la paresse ;
mais il en pénètre le mystère, découvre la forme
larvée d'un principe morbifique commun à plusieurs maladies, et démasque enfin ce protée qui
n'est plus à ses yeux que le produit des miasmes
dont l'activité est modifiée par les habitudes de
l'homme et par la chaleur de l'atmosphère. Torti a
dit de sa huitième espèce de fièvres intermittentes ,
Etenim trahit illa non nunquàm secum sæva quæ-
vis symptomata, quæ secum pariter deferunt ma-
lignæ ipsæ primariæ, verbi gratiá, parotides quas
non semel in hujusmodi febribus contingit obser-

(1) Voyez ces mémoires dans *les Annales de la Société de Mé-*
decine-Pratique de Montpellier, année 1808.

vare , etc. , et similia febrium summè malignarum
ac pestilentium propria (1).

Ces quatre maladies se ressemblent encore en
ceci , qu'elles débutent par une apparence inflammatoire ou excitation générale du système sanguin. C'est ce que le docteur Cailliot assure de la
fièvre jaune ; ce dont le typhus offre de nombreux
exemples ; ce qui appartient aussi à l'invasion de la
la peste , et qui est d'autant plus fréquent dans
l'intermittente , que j'ai vu un vieux praticien,
nouvellement arrivé dans un pays marécageux,
être tellement trompé par cette apparence inflammatoire, qu'il prescrivait la saignée à la plupart
de ses malades.

Je trouve encore dans la présence des vers intestinaux un symptôme également commun à ces
quatre maladies. Il n'est presque point d'épidémie
de typhus où les malades n'en rendent des quan-
tités étonnantes ; c'est ce que je vis en Istrie, en
1806 ; c'est ce que Hildenbrand a vu également ;
même observation a été faite par le baron Des-
Genettes dans la peste d'Egypte ; par Lancisi, du-
rant l'épidémie de fièvre intermittente pernicieuse
de 1695, à Rome ; et nous savons que la fièvre
jaune est souvent avec une pareille complication.
La génération de ces insectes, pendant les grandes
épidémies , tient à la nature putride de ces mala-

(1) *Therap. specialis ad febres period. perniciosas ,* lib. III,
cap. I.

dies pendant lesquelles le corps humain est devenu un foyer de putréfaction où ils prennent naissance, de même qu'une atmosphère et des lieux putrides favorisent la pullulation des insectes de toutes les espèces.

Il est un appareil morbifique non moins familier aux quatre fièvres dont nous avons parlé, qui frappe d'épouvante l'observateur, et qui précipite le malade vers une mort certaine, savoir la lipyrie. Thucydide raconte qu'on voyait, entre autres signes de la peste, *interiora laborantium summopere exuri, ita ut nil ferre possint supra carnes ; tactu vero exterius nihil percipiebatur excedens.* J'ai vu cet état bien prononcé dans quelques cas de typhus, mais surtout dans la fièvre intermittente pernicieuse, où les malades ayant toute l'habitude du corps couverte d'une sueur glaciale, privés de connaissance ou dans un état léthargique, n'en rejetaient pas moins les couvertures, et ne cherchaient que l'air pour modérer leurs souffrances. Pour peu qu'on ait consulté les auteurs qui traitent de la fièvre jaune, on saura qu'elle se montre aussi sous la forme de la lipyrie. Le docteur Bally a dit à cet égard que les malades jettent les membres çà et là, se couchent en travers du lit, et changent de place pour se débarrasser des couvertures ; et Cailliot, qu'ils ne peuvent supporter les plus légères couvertures, tandis que les extrémités sont

5

froides. Le penchant machinal qui porte les pestiférés à se jeter dans les puits et dans les rivières,
ainsi que le rapporte le baron Des-Genettes, indique qu'ils souffrent de la lipyrie. A l'hôpital de
Capo-d'Istria, quatre hommes atteints du typhus
se précipitèrent dans un puits, plusieurs furent
saisis au moment d'en faire autant, et tout cela
dans le cours d'une semaine. Cette manie typhoïde
était si répandue, qu'on fut obligé de fermer ce
puits d'une grille de fer. Il est donc vrai que ces
quatre fièvres se montrent sous l'appareil de la
lipyrie.

Cette conformité qui existe entre les symptômes
qui appartiennent aux fièvres épidémiques contagieuses d'un ordre supérieur, et ceux de la fièvre
intermittente, ne parle-t-elle pas en faveur de l'identité de nature que nous disons exister entre ces
fièvres ? Ne peut-on soupçonner que l'intermittente tient quelque chose de la peste, de la fièvre
jaune et du typhus, puisque les pays qu'elle occupe touchent les autres continens morbifiques
dont nous avons tracé les limites ? Serait-il bien
étonnant de la voir s'accompagner de quelques
symptômes de la fièvre pestilentielle dans l'ancienne Grèce (1), de la fièvre jaune en Espagne et

(1) J'ai vu, en 1806, à Capo-d'Istria, non loin de l'ancienne
Grèce, pendant une épidémie de typhus, plusieurs hommes
mourir ayant des anthrax (c'est là que j'ai vu les deux glossanthrax dont j'ai déjà parlé); d'autres, dont la peau, parsemée

en Portugal, et du typhus dans la Hollande et dans le Danemarck? Il me semble entendre les praticiens de ces divers pays affirmer ce que je n'émets ici que comme une probabilité; et si cela était ainsi, nous y trouverions une preuve très-forte en faveur de ce que nous avons dit de la filiation de ces maladies.

Outre ces phénomènes morbifiques qui indiquent déjà le rang que la fièvre intermittente doit occuper parmi les fièvres contagieuses, on pourrait, ce me

de taches noires, était d'un jaune livide. Tout ceci se passait aux mois de juillet et d'août, tandis que nous avions déjà beaucoup de fièvres intermittentes. Ces hommes périrent le second jour après l'apparition de ces symptômes pernicieux. Ils avaient leur connaissance parfaite, et pouvaient sortir de leur lit pour satisfaire à leurs besoins naturels sans le secours des infirmiers. Ils plaisantaient même sur les taches de leur peau, jusqu'à ce que leur dernière heure approchant, ils étaient saisis d'un froid glacial qui se propageait des extrémités au tronc. C'était, alors, la fièvre algide dessinée d'une manière effrayante. Quelques-uns de ces faits semblent appartenir à une constitution pestilentielle, d'autres tiennent de la fièvre jaune. Je pourrais même dire que j'eus à combattre en même-temps, et dans le même hôpital, 1°. le typhus pétéchial, 2°. la peste, 3°. la fièvre jaune; 4°. la fièvre intermittente; et cela ne paraîtra point impossible, lorsque je dirai, conformément à mes principes, que ce n'était là qu'une même maladie modifiée par les dispositions des individus, qui étaient très-variées. Les troupes qui occupaient l'Istrie, étaient le 13e régiment de ligne et le 60e, qui venaient de recevoir beaucoup de conscrits bretons ou flamands; le 8e d'infanterie légère qui n'était composé que d'hommes de couleur noirs ou mulâtres; et d'autres corps de troupes où l'on comptait beaucoup de Provençaux.

5*

semble, en trouver un qui autoriserait à la classer
avec celles dites exanthémateuses, et par conséquent avec matière. Je veux parler, non point de
la gale qui se montre souvent pendant le cours de
cette fièvre, mais bien de l'éruption qui se fait à
la face, et particulièrement autour de la bouche,
dès le second ou le troisième accès. Si nous ajoutons
foi au dicton populaire, nous devrons regarder
cette éruption comme salutaire et comme non
moins liée à la nature de la maladie, que les parotides, les tumeurs phlegmoneuses et toutes les
éruptions miliaires, exanthémateuses, etc., qui
surviennent pendant le cours des fièvres d'un
caractère grave. Si elle n'est point observée constamment, elle est du moins très-fréquente, et peut
être considérée comme résultant d'un mouvement
excréteur, analogue à celui qui produit les bubons
et les pustules malignes dans la peste, les pétéchies dans le typhus, les phlyctènes dans le pam-
phigus, etc. J'ai vu cette éruption d'autant plus
fréquente, que les pays où je me trouvais étaient
plus malsains. Elle ne fut pas rare pendant l'épidémie de fièvre intermittente qui régna à Pithiviers en 1802, épidémie qui a été la plus mar-
quante en France, de nos jours. Ces pustules
labiales me paraissent dépendre des causes générales, bien plus que de l'idiosyncrasie du sujet;
leur apparition donne plus de régularité à la fièvre;

elle répond à l'époque du développement des parotides dans le typhus, et des bubons dans la peste.
Je suis porté à croire qu'il y a autant à craindre
de contagion par la matière de ces pustules, que
par celle des bubons pestilentiels : néanmoins, en
disant ceci, je ne donne point pour certain qu'elles
renferment le virus de la fièvre intermittente; car
on m'opposerait avec avantage, d'abord, qu'il n'est
pas encore démontré que les bubons pestilentiels
contiennent celui de la peste; et en second lieu,
que la contagion de celle-ci se fait le plus souvent
par les sueurs. Je pense, en effet, que ce dernier
moyen de contagion serait des plus propres à
seconder la propagation de la fièvre intermittente.

On a dit que chaque maladie contagieuse marque
son atteinte spéciale sur le même organe ou sur le
même système, dans tous les sujets qui l'éprouvent,
et que c'est à ce trait qu'on la reconnaît infailliblement. On cite, avec raison, l'hydrophobie, qui est
avec phlogose du pharinx, la peste qui marque ses
effets sur le système lymphatique, le typhus sur la
membrane muqueuse gastrique et sur la peau, la
fièvre jaune sur les organes gastro-hépatiques, etc.;
mais aucune donnée ne nous a appris encore quel
est l'organe ou le système profondément attaqué
dans l'intermittente. Il ne faut point s'étonner dès-
lors, qu'on soit si peu avancé dans la connaissance
de cette maladie, puisqu'on ignore quels sont les

phénomènes physiologiques qui la caractérisent.
Ceux dont j'ai pu me rendre compte par l'autopsie
cadavérique, se liant avec ce qui avait été observé
pendant le cours de la maladie, m'ont appris qu'il
y a le plus grand trouble, 1°. des fonctions de la
rate, 2°. de la circulation du sang dans les gros
vaisseaux de l'abdomen. Je crois pouvoir d'autant
plus généraliser cette proposition, que les preuves
les plus concluantes m'en ont démontré la vérité
pendant trois épidémies de fièvre intermittente
dans des pays très marécageux, savoir, à Venise,
à Rome et en Espagne (1). J'ai traité assez longuè-
ment de cette affection de la rate dans ma *nouvelle
thérapeutique des fièvres intermittentes* (2), pour

(1) Ce fut en 1806, à Venise, que je commençai mes recherches
sur les cadavres, et que je trouvai l'engorgement sanguin de la
rate inséparable de la fièvre intermittente pernicieuse. Alors je
le considérai comme une particularité de la constitution médicale de ce pays. J'observai ce phénomène l'année suivante, à
Rome ; cette nouvelle circonstance me porta à le considérer
comme particulier à l'Italie ; mais l'ayant également observé,
trois ans après, en Catalogne, j'en ai conclu qu'il n'est particulier nulle part, qu'il appartient à tous les pays, et qu'il tient à
l'essence de la maladie. Réfutera qui voudra une telle conséquence, j'y tiendrai, fort de l'observation. Le chirurgien sous-
aide qui fit toutes les ouvertures de cadavres, et qui mit beaucoup de zèle à recueillir les relations que j'en faisais, était
M. Préhu, qui est sans doute en France dans ce moment.

(2). Paris, 1812. Voyez-y mon Mémoire *sur l'Utilité des
Synapismes contre les fièvres quartes anciennes.*

que je puisse me limiter à n'en donner ici qu'une idée très-succincte.

De nombreuses ouvertures de cadavres à la suite de la fièvre intermittente pernicieuse, m'ont démontré, que les viscères abdominaux sont engorgés de sang, et particulièrement la rate; ce qui m'a porté, dans quelques cas, à donner à cette fièvre le surnom de *splénique* (1). Cette congestion sanguine, phénomène prédominant, peut être rendue très-active dans les hommes du midi de l'Europe, non-seulement par la chaleur, mais même par l'usage des boissons spiritueuses et des alimens épicés. Il est à croire qu'elle sera portée au plus haut degré chez les hommes qui sont nés dans les pays froids, et qui passent rapidement sous une température méridionale, où ils se livrent aux boissons alcooliques auxquelles ils n'étaient pas accoutumés. C'est ce qui arriva en 1807 aux soldats allemands du régiment d'Ysembourg, qui vinrent à Rome, où ils pouvaient se procurer du vin à un prix très-modique. (2). Mais pour ne pas négliger des rapprochemens utiles à mon sujet, je dirai : 1°. qu'en

_____

(1) Voyez mes mémoires déjà cités. *Annales*, etc.

(2) Non-seulement le vin augmente la chaleur et le mouvement du sang dans de tels hommes, mais même il fait faire une plus grande assimilation des substances nutritives. Mercatus a dit, en parlant des obstacles que la circulation du sang éprouve pendant l'accès des fièvres intermittentes, *accidit profecto hoc mali genus his corporibus, quibus adeò totius corporis vasa, vel*

Egypte la peste frappa préférablement les hommes qui prenaient du vin avec excès ; ce qui donna lieu aux mesures repressives de l'ivrognerie ; voyez ce que rapporte, à cet égard, le baron Des-Genettes ; 2°. que les Européens souffrent d'autant plus de la fièvre jaune en Amérique, qu'ils cèdent davantage à l'attrait des liqueurs et des fruits de ce continent ; 3°. enfin que le typhus est mortel pour les ivrognes : c'est ce que j'ai vu et ce que Hildenbrand a démontré jusqu'à l'évidence.

Il est bien probable que *l'élément fébrile* sorti des marais, exerce son action sur le système nerveux ; mais on ne peut méconnaître la complication ou la turgescence sanguine qui produit l'engorgement de la rate, de même que la peste se complique d'une affection des glandes, que le typhus est avec lésion des fonctions de la membrane muqueuse gastrique et du système vasculaire sous-cutané, et que dans la fièvre jaune les forces vitales de l'estomac et du foie sont fortement atteintes. Je ne m'attacherai point à constater ces différentes lésions, parce que déjà plusieurs auteurs s'en sont occupés avec succès ; mais ce qui n'a pas été démontré jusqu'à moi, c'est

---

obstructa, vel carne aut pinguedine oppressa sunt. (*Ejus opera edita Francofurti, anno* 1640. T. II ; lib. VI.). J'ai observé également à Rome, que les soldats allemands qui mouraient de la fièvre intermittente pernicieuse, avaient un embonpoint considérable. L'ouverture des cadavres me les montra excessivement pourvus de graisse. Même observation a été faite par Savarésy dans la fièvre jaune.

que l'affection de la rate est le phénomène physiologique le plus constant dans la fièvre intermittente (1), et qu'elle est d'autant plus grave, que la
fièvre a un caractère plus pernicieux. Depuis long-

(1) Un auteur que je ne nommerai pas, ainsi qu'il l'a fait à
mon égard lorsqu'il a infirmé mon opinion, a nié que la rate
puisse devenir « un foyer principal de désorganisation dans les
» fièvres intermittentes, quoique, poursuit-il, pour un anato-
» miste exact, il soit souvent difficile de séparer les simples va-
» riétés de structure qui s'éloignent peu de l'état de santé, d'avec
» ses altérations proprement organiques. » Je réponds qu'il ne
faut pas être grand anatomiste pour distinguer une rate du poids
de huit livres environ, de celle qui, dans l'état naturel, doit en
peser une au plus ; une rate qu'on ne pouvait toucher sans dé-
chirer la membrane qui la revêt, et qu'on trouvait pleine d'une
sorte de *putrilage* (néologisme dont je me suis servi dans mes
mémoires, et qui a été répété), ou magma sanguinolent, comparable au dépôt que le vin laisse au fond des tonneaux. Voilà
des *variétés de structure*, ou mieux, un état pathologique qu'il
n'était pas difficile de constater, quoique l'auteur très-recom-
mandable, auquel je réponds, pense le contraire. Je dois d'autant moins me taire sur sa réfutation, que l'ouvrage de ce médecin est un des monumens que la médecine française léguera à la
postérité, et qu'il est lu particulièrement des jeunes médecins.
La preuve des désordres de la rate m'a été donnée par plus de
cent ouvertures de cadavres. Ce que j'en ai dit est fondé sur des
observations faites et amplement répétées dans les pays où Lancisi, Torti, Morgagni et Spallanzani ont tracé les portraits ori-
ginaux et fidèles des intermittentes pernicieuses. C'est dans les
pays où ces grands médecins pratiquaient, qu'on doit étudier
ces fièvres. Je sais qu'on en rapporte qui ont été observées à Paris,
près de la rivière des Gobelins. J'y croyais autrefois ; mais depuis mes voyages, je ne puis penser à ces intermittentes pernicieuses *parisiennes*, sans me rappeler un pied de vigne et un

temps on sait que tout ce qui est des marais, engendre cet engorgement. Le père de la médecine a
dit des hommes qui boivent les eaux marécageuses:
*bibentibus autem, splenes semper esse magnos,
plenos et compressos.* Lancisi, s'abstenant de désigner l'organe que la fièvre intermittente attaque
spécialement, s'est borné à dire : *ingens malorum
sedes sub aspectum venit in abdomine.* Hoffmann
fait connaître plus positivement la cause des désordres auxquels il faut obvier, lorsqu'il recommande au médecin de veiller, *ut sanguis per
abdominis viscera, præsertim ad quæ vena portæ
excurrit, progressus liber præstetur : congestio
verò, infarctus, obstructio, impediatur* (1). A ces
autorités se rapporte ce que le docteur Broussais
dit de la phlogose abdominale dans quelques cas
de fièvre intermittente (2); et ce que le docteur
Alibert reconnaît de la souffrance du système vasculaire par suite de la connexion sympathique qui
unit celui-ci au système nerveux (3). Cet auteur a

autre de genêt à balais (*spartium scoparium*, L.) que j'ai trouvés,
en serre, dans un château non loin de Moscou. Ils étaient bien
petits et bien rabougris, mais on y reconnaissait la vigne et le
genêt. En les voyant, des Languedociens, mes compatriotes,
n'auraient pu s'abstenir de dire :

Spectatum admissi, risum teneatis amici.

HORAT., Ars Poet.

(1) *Opera omnia.* Genevæ, 1740. *De febribus*, sect. 1, cap. 4.
(2) *Histoire des Phlegmasies.*
(3) *Traité des Fièvres intermittentes pernicieuses.*

bien senti qu'il importe de s'appliquer à l'autopsie cadavérique, afin de découvrir quelles sont les lésions des viscères à la suite des fièvres intermittentes pernicieuses. Cependant il ne rapporte qu'une seule ouverture de cadavre faite à l'hôpital Saint-Louis, et cette autopsie même est en faveur de mes assertions ; car il est dit : « que la rate fut trouvée » volumineuse et d'un tissu si semblable à celui du » foie, qu'il était impossible de distinguer deux lam- » beaux de ces organes mis à côté l'un de l'autre. » Cet écrivain estimable aurait d'autres faits de cette nature à rapporter, s'il eût multiplié ses re- cherches sur les cadavres, et surtout s'il eût fait ses observations dans les pays où ces fièvres sont dans toute leur force. Zimmerman , judicieux ob- servateur, n'a point méconnu l'engorgement de la rate dans ces mêmes circonstances, puisqu'il dit que le gonflement du foie et de la rate est attribué, mal-à-propos, à l'usage du quinquina (1). Avant la découverte du fébrifuge exotique, on avait observé de pareils engorgemens. L'histoire du troisième malade donnée par Hippocrate, offre un fait ana- logue à ceux dont nous parlons, puisqu'il y est question d'un engorgement considérable de la rate qui ne diminua qu'à l'apparition d'un bubon in- guinal du même côté. Ce qui est dit du premier malade , *Philiscus* , qui succomba à une fièvre ar-

(1) *Traité de l'Expérience.*

dente bilieuse, vient encore à l'appui de ce que
nous pensons sur l'engorgement de la rate ; *lien
tumore rotundo intumuit,* dit le père de la médecine. Le professeur Pinel, quoique se montrant
éloigné de croire à la liaison naturelle de cet engorgement avec les fièvres intermittentes, n'en
rapporte pas moins des faits très-concluans qu'il a
extraits de Lieutaud et de Senac, ou que sa pratique lui a fournis (1) ; mais je dois citer le docteur Cleghorn comme ayant fait les observations
les plus nombreuses et les plus conformes aux
miennes. Dans près de cent personnes mortes des
fièvres tierces bilieuses à Minorque, il trouva la
rate grossie au point de peser quatre ou cinq livres,
et si molle et pourrie, qu'elle ressemblait plutôt à
une vessie pleine de sang en gelée, qu'à une partie
organique (2). La *Bibliothèque Britannique* (t. 34,
p. 346), rapporte deux cas plus extraordinaires
dans lesquels la rate fut trouvée du poids de douze
livres ; l'un de ces cas est cité par James Elliot
dans les *Commentaires de Médecine* du docteur
Duncan, et l'autre est du docteur Odier, de Genève, qui assure que l'engorgement était survenu
à la suite d'une fièvre d'accès. Les ouvertures de

---

(1) *Nosographie Philosophique.* Paris, 1813. Voyez l'Appen-
dice aux Fièvres primitives.

(2) *Observations on the epidemical diseases in Minorca,* etc.
London, 1762.

cadavres que j'ai rapportées dans mes mémoires
sur les fièvres intermittentes pernicieuses de Rome,
font connaître aussi plusieurs engorgemens sanguins dont ce viscère était le siége. On trouvera
enfin dans mon mémoire sur l'origine des virus, déjà
cité, l'observation singulière d'une obstruction de
la rate avec des phlyctènes pemphigodes à la face
convexe de ce viscère, lesquelles contenaient une
sérosité jaune dont l'inoculation accidentelle me
donna une pustule maligne qui me mit en grand
danger de mourir. Le sujet de cette observation
était mort subitement pendant qu'il était en convalescence d'une fièvre tierce. Ce fait eut lieu à Lodi,
pays très-marécageux (1).

Les recherches faites sur les cadavres, dans la
fièvre jaune, n'ont point montré cet engorgement.
Il faut en excepter, toutefois, celles du docteur
Jackson, qui dit que dans tous les soldats morts de
la fièvre jaune à Saint-Domingue, et dont il a pu
faire l'ouverture, il a trouvé la rate gorgée et prête

(1) De pareilles morts subites pendant la convalescence consé-
cutive des fièvres intermittentes, ont été observées par le docteur Blane, dans l'île de Walcheren. Il serait à désirer que ce
médecin anglais eût fait l'ouverture des cadavres pour constater
ce qui s'était passé dans les organes. Si l'on n'excepte Lancisi,
aucun auteur n'a parlé de ces morts subites. Il importe d'autant
plus d'y faire attention, que ce que j'en ai vu et éprouvé, semble
indiquer une matière virulente qui était déposée à la surface de
la rate, laquelle matière me donna, par une inoculation accidentelle, une véritable pustule maligne.

à se rompre, ou pleine de sang en grumeaux,
C'est ce qu'on lit dans un mémoire de Benjamin
Rush, sur les fonctions de la rate (1); mais en
supposant, contre cette assertion, qu'il n'y a point
d'engorgement sanguin de la rate dans la fièvre
jaune, ou trouvera néanmoins qu'il y est remplacé
par des phénomènes morbifiques qui en sont l'équivalent. Les vomissemens sanguinolens avec odeur
de sulfure alcalin, me paraissent indiquer la part
que ce viscère prend au trouble des organes épi-
gastriques. Plusieurs faits pathologiques m'ont appris, que cette odeur et la couleur chocolatée des
vomissemens indiquent les affections de la rate
aussi sûrement, que l'odeur austéro-acide, la couleur verte, et la saveur amère des matières vomies,
indiquent les affections du foie ; et si je disais que
le sang des vomissemens, dans le typhus d'Amérique, est versé par la rate dans l'estomac, ce ne
serait là qu'une hypothèse aussi probable que celle
du docteur Cathral, de Philadelphie, qui, selon ce
que j'en ai lu dans l'ouvrage du docteur Bally,
pense que les artères qui se répandent sur la membrane muqueuse de l'estomac, fournissent le sang
de ces mêmes vomissemens. S'il était vrai que la
rate fît ce versement, on trouverait facilement la
raison de l'absence de l'engorgement que nous

(1) *An inquiry into the fonction of the spleen* , ou *Recherches
sur les fonctions de la rate* , etc. Philadelphie, 1806.

avons observé dans la fièvre d'Europe (1). Dans ma
Thérapeutique des Fièvres intermittentes j'ai indiqué l'accumulation du sang comme étant la
cause de l'obstruction de la rate dans ces mêmes
fièvres. Lorsque je parlerai de la conformité de
celles-ci avec la fièvre jaune , d'après l'état des cadavres , je prouverai que dans ces deux espèces de
fièvres la circulation du sang éprouve les mêmes
obstacles, et qu'elle laisse les mêmes traces de ses
désordres.

Cette affection de la rate remplissant la condition exigée pour toute maladie contagieuse , savoir la lésion constante du même organe , ou du
même système dans tous les cas , milite en faveur
de notre opinion sur l'analogie et sur la conformité de la fièvre intermittente avec celles qui se
propagent par contagion (2).

Quoique nous ayons considéré la fièvre intermittente dans les rapports qu'elle a , non-seulement avec la peste et le typhus , mais même avec

(1) Pour avoir une idée de la possibilité de cet épanchement
du sang de la rate dans l'estomac, il convient de lire le Mémoire
de Benjamin Rush que nous avons indiqué il n'y a qu'un instant.

(1) Je pourrais ajouter que cette affection de la rate est le
spleen des Anglais, maladie qui leur est donnée par l'habitation
dans les pays marécageux, à bord des vaisseaux, ou qui est la
suite des fièvres intermittentes. On la trouve dans tous les pays
où la fièvre intermittente est, ou très-opiniâtre, ou très-dange-
reuse. Selon ma manière de voir, chaque accès ajoutant à l'engorgement, il en résulte que celui-ci est d'autant plus considé-

la fièvre jaune, et que nous ayons démontré son atteinte spéciale sur la rate, nous l'examinerons encore d'une manière plus particulière sous le rapport de la conformité de la plupart des symptômes qui la caractérisent, et de ceux de la fièvre intermittente, afin d'établir d'autant mieux le parallèle entre ces deux fièvres.

Il serait difficile, sans doute, de former une série de symptômes qui pût se rapporter à ces deux maladies. L'irrégularité de forme qu'elles affectent, pourrait même être citée comme un des traits de leur ressemblance : soumises l'une et l'autre à l'influence du climat, et variant de même ; modifiées par les habitudes, par l'âge, le sexe, ou le tempérament du sujet, par les voyages, les déplacemens brusques, etc., elles ne se présentent pas toujours avec le même appareil de symptômes. Chaque épidémie même est différente des épidémies qui ont précédé. Dans l'une et dans l'autre de ces fièvres il y a, diversement, un symptôme qui domine sur les autres. Elles peuvent être apoplec-

rable qu'il y a eu un plus grand nombre d'accès. Il peut arriver à un volume très-considérable, dès les premiers accès, lorsque le corps est livré à l'exercice dans un pays marécageux, et aux heures de la grande chaleur, toutes circonstances raréfactives du sang. Lorsque l'engorgement se fait lentement, il reste une portion de la rate qui remplit la fonction à laquelle ce viscère est destiné; mais lorsqu'il se forme rapidement, comme dans l'intermittente pernicieuse, la fonction cesse et la mort s'ensuit promptement.

tiques, ictériques, spléniques, gastritiques, dia-
phorétiques, exanthémateuses, buboniques, etc.,
sans cesser d'être de même nature.

Néanmoins quelques symptômes se trouvent les
mêmes dans les deux maladies, tels que la couleur jaune de la peau, les cardialgies, les vomissemens de bile noire, les hémorragies passives, etc.
Quelques médecins ont écrit que dans la fièvre
jaune les urines sont retenues et irritent la vessie;
d'autres assurent le contraire. De ce nombre est
Devèze, qui dit : « Les urines, noires et sanguino-
» lentes, coulaient sans le concours de la volonté. »
J'ai observé à l'hôpital de Rome, et je l'ai consigné
dans mes mémoires, que pendant l'accès le malade rend les urines involontairement. Les éruptions miliaires, les taches livides, les pétéchies,
les engorgemens des parotides, les bubons des
aisselles, etc., se font remarquer dans ces deux
fièvres, et néanmoins ne sont pas constans, car ils
ont été observés à la Martinique, selon M. Moreau-
de-Jonnès, dans une épidémie de fièvre jaune, et
quelques années après, cette fièvre ne se manifesta,
dans le même pays, que par des vomissemens de
matières noires et des déjections alvines sanguinolentes. Alors on aurait pu la trouver décrite par
Torti aux articles de fièvres intermittentes pernicieuses, cholérique, dysentérique, atrabilaire, car-
diaque, et reconnaître qu'elle peut être confondue

avec ces dernières. Dès son début même elle varie;
tantôt elle est subitement mortelle, et d'autres fois
elle n'annonce aucun danger. Le plus souvent elle
ne prend un appareil inquiétant que lorsqu'elle
est à son apogée. La fièvre intermittente n'a été
dite insidieuse, que parce que les premiers accès
indiquent rarement le danger qui est très-prochain.

On serait fort en peine pour décider si la fièvre
dont parle Lind, était une intermittente ou une rémittente maligne, ou la fièvre jaune. Cet auteur
rapporte qu'en 1765, année pendant laquelle le
vent d'est et une chaleur excessive régnèrent à
Londres, les soldats de marine qu'on exerçait de
bon matin sur le bord de la mer, près d'un marais, tombaient malades dans les rangs mêmes et
sous les armes, étant frappés de vertige; que quelques-uns eurent une fièvre intermittente régulière;
d'autres, en plus grand nombre, une rémittente,
mais que tous avaient le visage jaune.

Nous avons été facilement persuadé de ce que
dit le docteur Bally, que les écrivains s'accordent
bien sur les caractères les plus remarquables de la
fièvre jaune, mais non point sur les signes acces-
soires. Nous savons aussi, par expérience, que la
fièvre intermittente, quoique toujours la même
par sa nature et par les phénomènes principaux
qu'elle présente, se montre cependant sous des
traits assez variés. Aussi nous nous abstiendrons

d'énumérer les symptômes qui appartiennent à l'une et à l'autre de ces fièvres. Il suffira, sans doute, que nous les ayons considérées d'une manière générale, ce qui nous a mis à l'abri d'être trompé par leurs anomalies. Mais il serait peut-être curieux de trouver dans Hippocrate même une observation qui eût la forme de l'une et de l'autre : c'est dans l'histoire du premier malade que je la prendrai. Parmi les symptômes d'une fièvre bilieuse contractée dans une habitation probablement insalubre, ce que font pressentir ces mots, *qui Philiscus propè mœnia habitabat*, je remarque une intermittence parfaite au troisième jour, comme dans la fièvre jaune, *tertio mane et ad meridiem usque à febre liber esse visus est*, dit Hippocrate, et le cinquième jour on observa entre autres symptômes pernicieux, *extrema undiquè frigida, quæ non ampliùs recalescebant, nigra minxit, parcè dormivit, interdiù obmutuit, frigida sudavit, extrema livida, etc........, die sexto circa meridiem obiit*. Cet ensemble de symptômes et d'accidens morbifiques peut être dit appartenir autant à la fièvre d'Amérique qu'à l'intermittente pernicieuse d'Europe, et cependant ce tableau n'a été fait que pour nous retracer une fièvre bilieuse d'une très-grande intensité.

Lind, en traitant de la fièvre d'Amérique, attribue les hémorragies et les déjections de matières

6*

sanguinolentes, à la dissolution du sang. Torti en a dit autant des fièvres intermittentes pernicieuses, et dans mes mémoires sur ces mêmes fièvres observées à Rome en 1807, j'ai émis la même opinion. Alors, sans doute, je me suis éloigné des dogmes des médecins solidistes dont j'ai quelquefois suivi la bannière ; mais on ne peut se refuser à l'évidence ; le sang qui coule par le nez, ou qu'on retire de la veine, offre l'aspect de cette dissolution : et en admettant sa décomposition, l'absence de quelques-uns de ses principes constituans, ou l'introduction dans sa composition d'un agent délétère tiré de l'atmosphère ou des alimens, on explique plus facilement les phénomènes extraordinaires de ces fièvres, que lorsqu'on les met sous la dépendance exclusive du système nerveux. L'esprit se refuse à admettre que la chaleur puisse, par son action seule sur les nerfs, déterminer des accidens promptement mortels ; au lieu qu'on se persuade facilement, que le sang qui est susceptible d'être raréfié par la chaleur, et d'être imprégné ou saturé par elle des vapeurs miasmatiques, porte dans toutes les parties du corps le venin dont il est devenu le véhicule.

C'est probablement par cette action mécanico-chimique, que les poisons deviennent promptement mortels, et que dans la plupart des empoisonnemens, les viscères dans lesquels le sang

circule lentement, quoiqu'en très-grande quantité,
tels sont la rate et le foie, deviennent le siége de
congestions sanguines très-considérables. On trouvera, à ce sujet, d'utiles notions dans la *Théra-*
peutique du docteur Alibert, édition de 1817.
Nous les mentionnons seulement pour indiquer
des cas pathologiques très-bien assortis à ce que
nous venons de dire de la dissolution du sang, et
avec ce que nous avons exposé précédemment de
l'engorgement sanguin de la rate. Tous ces cas,
considérés sous le point de vue physiologique ou
théorique, se ressemblent parfaitement.

On ne saurait donc méconnaître la considération
que mérite le système sanguin, tant à cause des
désordres de la circulation que de la dépravation
du sang. Des expériences faites dans la vue de s'assurer du caractère contagieux de quelques épizooties, ont appris à Vicq-d'Azir, que la sanie communique le typhus plus facilement que toute autre
humeur de l'animal. Dans ces derniers temps on
a répété ces expériences; on a trempé un fil dans
dans la sanie qui coule des nazeaux, on l'a introduit sous la peau, et l'on a donné ainsi le typhus
épizootique (1). D'autres expériences ont également appris au docteur Pugnet, que la matière
des bubons pestilentiels est moins contagieuse

_____

(1) Voyez *le Dictionnaire des Sciences Médicales*, art. Épizootie.

que le sang, que les sueurs, et que les autres humeurs des pestiférés. Nous savons enfin par Lind,
par le docteur Cathral qui a fait l'analyse de la
matière noire vomie par les malades (1), et par
plusieurs autres médecins qui se sont occupés de
la fièvre jaune, que cette matière sanguinolente
des vomissemens paraît être la plus propre à la
propagation de cette maladie. Pourquoi le sang
ne serait-il pas aussi le véhicule du virus de la
fièvre intermittente, comme il semble l'être de
celui des trois fièvres précitées ? Cette manière
de raisonner s'appuie sur ce que nous savons du
prompt effet de certains poisons lorsqu'ils sont in-
jectés dans les vaisseaux sanguins, et de leur impuissance lorsqu'ils sont portés sur les membranes
muqueuses, sous l'épiderme, etc.; mais arrêtons-
nous là, de peur qu'on ne pense que je veuille me
montrer opposant aux systèmes qui sont en vigueur
aujourd'hui. Je ne tiens à aucun d'eux, et je con-
fesse ici que l'éclectisme le plus sévère est la règle
de mes principes en médecine. Si l'on pouvait en
douter, je n'aurais qu'à rappeler que dans la discussion que j'ai établie sur l'affection de la rate,
j'ai étayé mon opinion de celle des médecins, tant
anciens que modernes, qui sont très-opposés entre
eux par leurs vues systématiques.

Nous concluons de tout ce qui a été dit sur la

_____

(1) *On the analysis of the black vomit*, etc. Philadelp., 1800.

symptômatologie de la fièvre jaune et de l'inter‑
mittente, que ces fièvres se ressemblent parfaite‑
ment par leurs phénomènes externes ou sensibles,
et que la même ressemblance doit se trouver dans
leurs phénomènes occultes, savoir dans leur ac‑
tion sur les forces vitales et dans leur faculté con‑
tagieuse. Nous nous bornerons à indiquer ici la
cardialgie comme étant le symptôme le plus im‑
minent dans ces deux fièvres, et comme paraissant
être le point de contact, ou en quelque sorte la
pierre de touche à laquelle on peut reconnaître
leur férocité et le plus pressant danger. Dans la
troisième partie de ces recherches, nous en don‑
nerons des preuves nombreuses et très-concluantes.

§. IV. *Marche et caractère de la Fièvre jaune et*
de la Fièvre intermittente.

La marche ordinaire de ces deux fièvres in‑
dique aussi leur analogie et leur ressemblance. Ce
n'est pas au froid, ni à la céphalalgie par les‑
quels elles débutent, que nous arrêterons notre
examen ; mais nous dirons que l'atteinte mortelle
qu'elles portent à quelques-uns dès leur invasion,
et le danger qu'elles cachent dans d'autres cas, en
faisant cesser toute apparence de maladie, sont
communs à l'une et à l'autre. Nous ajouterons qu'il
n'est pas plus facile d'indiquer quelle est leur

durée, que de déterminer si elles sont exclusive-
ment intermittentes ou rémittentes. Lorsque la
fièvre intermittente tierce devient pernicieuse, elle
perd très-souvent le type primitif, elle devient rémittente, et montre une grande tendance à la con-
tinuité. De même, aussi, la fièvre jaune est indistinctement continue, rémittente ou intermittente.
Le type est d'autant moins indicatif de sa nature,
qu'au rapport du docteur Bally on l'a vue, en Espagne, adopter le type intermittent propre aux
maladies endémiques du pays; au lieu qu'elle est
plus ordinairement rémittente en Amérique. On
pourrait cependant considérer le repos qu'on y observe le troisième jour, comme une véritable intermittence. Ce repos est attesté par Rouppe lorsqu'il dit : *Pergente morbo, in nonnullis secundó,
in aliis tertio die spontè minuebatur calor, et
pulsus ex improviso naturalis reddebatur* (1). Le
docteur Bally indique cette rémission au troisième
jour, comme très-ordinaire. Lancisi a dit aussi, de
la fièvre intermittente pernicieuse qui fut épidémique à Rome, en 1695 : *Sæpè febris duobus
primis paroxismis effuso sudore itá remittebat,
ut infirmi ab omni se penitùs malo immunes, ac
vindicatos putantes, secundá, imò, quartá etiam
die, non modò surgere, sed in publicum prodire
visi fuerint. Verùm febris quintá die novo rigore,*

(1) *De morbis navigantium.*

*cum ingenti præcordiorum anxietate ac jactatione
in tantum crescebat, ut naturam continuæ et mo-
rem perniciosissimum ostenderet.* Devèze écrit de
la fièvre jaune, qu'il est impossible de lui assigner
un type certain. « Tantôt, dit-il, elle est entière-
» ment continue ; tantôt, et le plus souvent, ré-
» mittente ; tantôt, mais rarement, elle a pris le
» type intermittent. » Benjamin Rush examinant
aussi les différentes formes de la fièvre jaune, y
reconnaît l'intermittente. *There was the intermitting form in this fever.* Elle n'a rien de constant
quant au rithme du pouls ; c'est ce qui est affirmé
par le docteur Bally. M. Moreau-de-Jonnès dit
aussi « qu'elle varie dans ses caractères et dans l'in-
» tensité de sa malignité. »

On doit dire de la fièvre des marais en Europe,
qu'en général elle est soumise au type intermittent, mais que souvent elle est rémittente ou continue. Lancisi a consacré le cinquième chapitre de
son Traité de la première épidémie, au développement de la proposition suivante : *Duplex febrium intermittentium natura.* Torti comptant huit
espèces de fièvres intermittentes pernicieuses, dit
de la huitième, qu'il appelle *solitaria,* qu'on la distingue des autres espèces par le type continu et
par le caractère très-aigu ; mais qu'il ne faut pas
moins la combattre comme les sept premières.
Sauvages a séparé les intermittentes pernicieuses

des intermittentes ordinaires , et les a classées parmi les continues rémittentes malignes ; Selle les met aussi au rang des fièvres bilieuses malignes ; et Pinel, loin de se guider d'après le type, les considère comme appartenant à toutes les classes de la division qu'il a donnée des fièvres primitives. Une fièvre épidémique contagieuse qui fut causée par les vicissitudes de l'atmosphère, se montra à Padoue à la fin de 1805, époque à laquelle je passai par cette ville, et fut dans toute sa force l'année suivante. Elle se lia, par le Frioul et par Trieste, avec l'épidémie que j'observai plus tard en Istrie. Le docteur Nicoletti qui l'a décrite, la considère comme étant une intermittente larvée. « *Queste considerazioni*, dit-il, *aggiunte a quanto* » *di sopra abbiamo detto per mostrare nella nos-* » *tra febbre epidemica un tipo di vera intermit-* » *tente, mi fanno giudicare che la nostra febbre* » *epidemica sia una vera intermittente maligna,* » *sotto la forma di remittente gastrico nervosa;* » et plus loin : « *questa febbre si communica eziandio* » *per contagio* (1). » Rouppe nous a fait connaître que les fièvres malignes causées par la chaleur et par l'humidité, dans le Sénégal, sont intermittentes ou rémittentes bilieuses. Lind assure que ces mêmes fièvres désolent les bords du golfe du

(1) *Trattato sulla febbre epidemica gastrico nervosa.* Padova, 1806.

Mexique, les Antilles, Carthagène, la Guiane, etc.
Enfin Hive, dans son *Voyage aux Indes Orientales
et en Asie*, rapporte que les fièvres malignes des
golfes de Bengale et de Siam, de l'île de Bornéo, etc.,
sont intermittentes ou rémittentes. Nulle part nous
ne voyons un type invariable; cependant, dans
toutes ces circonstances, il y a chaleur de l'atmosphère, miasmes marécageux, etc.; et la bile, n'importe le type de la fièvre, y joue le rôle principal.
Plus l'action de cette humeur est augmentée par
la chaleur, plus la maladie est grave et promptement mortelle. Voilà ce que l'observation démontre
constamment et dans tous les pays. Il n'est pas
rare de voir à Bornéo les hommes passer de la
santé la plus parfaite à la mort, dans l'espace de
quelques heures; de même qu'en Espagne, la
fièvre jaune de 1800 ne laissait qu'un intervalle de
quelques heures entre l'invasion et la mort. Tel
est le cas rapporté par le professeur Berthe, où,
dans le même jour, on vit périr successivement
tous les individus d'une même famille.

En parlant de la variabilité de ces maladies,
nous ne devons pas négliger de rapporter ce que
le docteur Pugnet a observé à Damiette; qu'à l'entrée du second été, les humeurs tendaient à se
transformer en bile. Il vit quelques cas de complication bilieuse, parmi lesquels il distingua celui
d'une fièvre tierce simple; et au Caire, l'année

suivante, il fit les mêmes observations. Il cite particulièrement celle d'un soldat, lequel eut alternativement, pendant trois mois, des accès de cette
même fièvre et des symptômes de peste. « Nous
» regardâmes, dit-il, ces alternatives comme les
» effets d'une seule et même maladie qui revêtait
» différentes formes. » Il est digne de remarque,
que cette observation du docteur Pugnet a été ré-
pétée sur les mêmes lieux par les médecins de
l'armée anglaise, qui occupa l'Égypte après l'éva-
cuation de ce pays par l'armée française. James
Mac-Grégor, l'un d'eux, assure que « lorsque la
» peste commença à se manifester dans les hôpi-
» taux très-encombrés, elle eut tous les caractères
» du typhus ou fièvre maligne nerveuse. Quand
» l'armée campa sur le terrain marécageux d'El-
» Hammed, elle eut ceux des fièvres intermit-
» tentes et rémittentes ; que pendant les mois de
» décembre et de janvier elle avait une apparence
» inflammatoire, telle que tous les malades pré-
» sentèrent les symptômes d'une inflammation de
» poitrine, et que dans la saison tempérée elle
» ressemblait à une fièvre continue assez bénigne.
» Dans un assez grand nombre de cas, ajoute-t-il,
» elle parut avoir des rapports frappans avec la
» fièvre des Indes-Occidentales (1). » Enfin le doc-

(1) *Medical Sketches*, etc., ou Esquisse médicale de l'expédition de l'armée de l'Inde en Égypte. Londres, 1804.

teur Pâris a compté huit variétés de peste, et il a surnommé la cinquième, *intermittente*.

Dans les rapprochemens que nous venons d'établir entre ces différentes fièvres, nous n'avons rien dit de ce que l'expérience nous a appris sur la marche de l'intermittente. Pour qu'on ne puisse pas nous accuser de prévention, nous avons laissé parler les auteurs, et c'est d'après eux que nous avons acquis la preuve, que partout on trouve une fièvre qui est causée par les miasmes; mais que selon les différens pays où on l'observe, elle a des formes et une marche différentes. La cause de cette différence tient aux lieux, à l'atmosphère et aux habitudes de l'homme. Sans chercher à approfondir ce mystère, nous dirons que dans les pays d'Amérique qui sont entre les tropiques, la complication bilieuse est rendue plus intense par la chaleur à laquelle les étrangers ne sont point faits; de là vient la fièvre jaune. Au Sénégal, dans la Guinée, le sol étant humide à l'excès, la chaleur y favorise la génération des insectes, au point que la terre en est couverte. L'homme même ne peut se soustraire à cette influence, puisqu'il y éprouve la fièvre rémittente dite *le ver de Guinée*, maladie singulière pendant laquelle un insecte filiforme, long de plusieurs pieds, rond, blanc, etc., prend naissance entre la peau et les muscles des extrémités principalement, et se fait jour en perçant une poche, sorte de clou où il avait pris son accroissement. Cette maladie que, dans d'autres pays, on nomme *le dragonneau*, est contagieuse, selon ce qu'a observé James Mac-Grégor, qui a vu un régiment à Bombay, dans l'Inde, en souffrir cruellement. Cette ville, qui est de cent cinquante mille âmes, est rendue très-malsaine par d'immenses marais qui l'entourent. En Europe, la maladie que les miasmes produisent, a pour complication un état apoplectique ou ictérique, parce que la constitution médicale propre à cette partie du monde, est, ou catarrhale inflammatoire ou bilieuse. Cette dernière est plus sensible en Espagne, et l'autre en France, et plus encore dans les pays voisins du Rhin. Mac-Grégor, en parlant de l'armée anglaise en Égypte, armée où il y avait moitié d'Asiatiques et moitié d'Européens, dit que ces derniers souffrirent beaucoup de l'hépatite, et non point les Asiatiques. Que peut-on conclure de tous ces faits, sinon que chaque grande région du globe imprime son cachet particulier à la maladie qui est commune au monde entier, et qu'elle la rend indigène par cette sorte de péage.

Nous avons fait connaître, il n'y a qu'un instant, que la durée commune des deux fièvres jaune et intermittente, est de cinq jours, calcul approximatif et non point rigoureux. Passé ce terme, elles laissent espérer une terminaison heureuse. Quel-

ques-unes causent la mort avant cette époque;
d'autres, le jour même de leur invasion. J'ai observé que ces derniers cas sont fréquens pendant la
canicule , lorsque les hommes restent exposés au
soleil ou qu'ils voyagent aux heures de la plus
grande chaleur. Le premier cas de cette nature m'a
été fourni par un détachement du régiment d'Isembourg (voyez l'observ. n° 1, dans mes mémoires),
qui, changeant de résidence , passa par Rome au
mois de juillet 1807. Aussitôt après son arrivée,
un des hommes de ce détachement fut pris d'un
accès de fièvre tierce (il en avait eu deux les jours
précédens), il perdit connaissance et fut porté de
suite à l'hôpital. Je l'y vis bientôt après ; il était
dans un accès pernicieux qui ne permettait aucun
espoir de l'usage des remèdes , et il mourut la nuit
suivante.

J'ai vu d'autres morts aussi inopinées que celle-
là , qui, chez les hommes bilieux , avaient été pré-
cédées de tous les symptômes de la fièvre jaune,
et particulièrement du désordre extrême des fonctions du systême vasculaire et du systême bilieux.
Aussi-ai-je lu sans étonnement ce que le docteur
Cailliot et M. de Humboldt rapportent, pour prouver que le *vomito* n'est point limité à l'Amérique,
que dans la campagne de Rome on a vu des hommes
mourir des fièvres qui s'accompagnaient des symptômes qui caractérisent la fièvre jaune. En effet,

celle-ci n'est ni plus rapide ni plus meurtrière en
Amérique, que la fièvre intermittente ictéro-apo-
plectique des États romains. J'en parle d'après ce
que j'ai vu, et j'ose dire qu'il suffirait d'augmenter
d'un faible degré la chaleur de l'atmosphère de ce
pays, pour qu'il réunît toutes les conditions qui
favorisent le développement spontané de la fièvre
jaune en Amérique. Je ne doute pas qu'un été extrêmement chaud ne puisse y exaspérer les symptômes de la fièvre intermittente au point d'en faire
une véritable fièvre jaune, ou se rapprocher tellement d'elle, par sa forme et par sa marche, qu'il
soit impossible d'en faire la distinction.

Les différentes relations que nous avons sur la
fièvre d'Amérique, laissent voir beaucoup de con-
fusion sur son caractère et sur sa marche. On a
jugé, avec une sorte de raison, qu'elle dépend des
désordres de la bile; tandis que d'autres écrivains
ont conclu à son existence toutes les fois qu'il y a
une grande céphalalgie et la faiblesse du pouls. On
a été jusqu'à la diviser en plusieurs espèces, dis-
tinguant celle des régions équatoriales de celle des
États-Unis. Si nous étendions cette considération
médicale, nous arriverions, peut-être, à une troisième espèce de fièvre jaune, à mesure que nous
irions du tropique vers le pôle, ou bien nous
trouverions la fièvre intermittente; mais ne per-
dons pas de vue notre sujet, et disons que la

diversité des opinions sur l'unité de caractère de
la fièvre jaune, n'indique point une erreur de la
part des médecins, mais seulement que la même
maladie prend des formes différentes selon les divers pays ou selon les circonstances particulières
aux individus; ce qui est répéter en d'autres mots
ce que nous avons déjà dit de cette fièvre considérée comme dépendante de la latitude des pays
où elle règne.

La fièvre intermittente est également incons-
tante soit dans sa marche, soit dans son caractère;
mais on pourrait la trouver régulière et uniforme,
si l'on faisait abstraction de l'influence que la latitude des divers pays exerce sur elle. Il s'en faut de
beaucoup que celle de Lépante, celle de Naples ou
de Rome, des îles de Sardaigne, de Corse, de Minorque, etc., soit pareille à celle des côtes méridionales de la France, si l'on en juge par les effets.
La première est caractérisée par des symptômes
très-intenses; elle cause fréquemment et promptè-
ment la mort : il n'en est pas de même de celle de
la Provence ou du Languedoc. On remarque même
que cette fièvre est plus fatale dans les îles d'Hyeres,
qu'à Toulon ou à Marseille. La raison en est, que
ces îles, qui sont très-marécageuses, reçoivent aussi
une plus grande chaleur par réverbération, la mer
les entourant; ce qui est prouvé par la culture du
coton qu'on y a faite avec succès, tandis que cette

plante n'a point réussi dans la campagne de Toulon.
C'est donc au site et à la variété des pays que la
fièvre intermittente doit sa marche différente et
ses variétés, et non point à sa nature. En raisonnant ainsi, l'on parviendra à concilier les opinions
des médecins tant anciens que modernes, sur la
fièvre intermittente, et l'on pourra en perfectionner
la thérapeutique, qui n'est encore qu'un véritable
empirisme.

Nous venons de démontrer que la fièvre jaune
et l'intermittente se ressemblent dans leur marche,
soit régulière, soit disparate ; raison de plus pour
les placer sur le même rang , et pour les confondre
sous le même point de vue nosographique.

§. V. *Succession et cohabitation de la Fièvre jaune et de l'intermittente.*

Nous disons qu'il y a identité entre ces deux
fièvres , non-seulement parce qu'elles proviennent
des mêmes causes, qu'elles ont les mêmes symptômes et la même marche, mais même parce qu'elles
se succèdent mutuellement, ou qu'elles se trouvent
simultanément dans le même lieu.

A l'égard de leur succession, Lind nous apprend
« qu'en 1765, lorsqu'une maladie meurtrière sévit
» à Pensacola, dans la Floride, on observa que les
» personnes qui y contractèrent la fièvre maligne,

» et qu'on fit transporter sur des vaisseaux, gué-
» rirent très-promptement, ou du moins que cette
» fièvre dénaturée par ce changement d'air, et
» rendue plus bénigne, devint bientôt *intermit-*
» *tente.* » Dans cette circonstance, les malades
ayant été soustraits à l'influence des causes de l'épidémie, n'éprouvèrent que le minimun de l'action
morbifique, c'est-à-dire la fièvre intermittente;
au lieu que, s'ils fussent restés à Pensacola, ils en
auraient éprouvé le maximum, c'est-à-dire la fièvre
jaune. Ceci confirme ce que nous avons dit de l'origine commune de ces deux fièvres, et de leur
essence unique, susceptible de se montrer sous
plusieurs formes ou avec des degrés différens
d'intensité. Dans cette hypothèse, la fièvre intermittente devrait être considérée comme étant moins
violente que la fièvre jaune; et en effet, celle-ci
ne se montre qu'à la faveur des causes plus éner-
giques que celles de l'intermittente. Si l'on doit
en croire Makittrick (1), les étrangers qui arrivent en Amérique pourvus d'une bonne santé et
ayant le teint fleuri, sont pris infailliblement de la
fièvre jaune, tandis que ceux qui sont maigres et
valétudinaires n'éprouvent qu'une fièvre rémittente ou intermittente bénigne. Cependant les circonstances qui tiennent à l'atmosphère ou au climat, sont les mêmes pour les uns et pour les

_____

(1) *De febre Indiæ occidentalis maligna flava.*

7*

autres. Lind nous apprend encore qu'un superbe hôpital construit au bord d'un marais, à la Jamaïque, fut extrêmement funeste à cause de cette position. Les hommes s'y trouvèrent dans des circonstances opposées à celles que nous venons de rapporter d'après le même auteur. « Il arriva que » les fièvres les plus simples, les intermittentes » les plus bénignes, les indispositions les plus légères se changèrent souvent en fièvres malignes, » en flux de sang ou en toute autre maladie mortelle ; on remarqua que la fièvre jaune y dominait toujours. » Savarésy, qui a donné, mois par mois, la différence de la constitution médicale de la Martinique, en 1803 et 1804, a consigné plusieurs fois cette remarque, que lorsque la fièvre jaune cessait d'être très-répandue, les fièvres intermittentes devenaient plus fréquentes, ce qui était une succession naturelle de ces deux maladies (1). Le docteur Bally rapporte un cas de fièvre jaune (c'est la douzième de ses observations) qui, dit-il, se greffa sur une fièvre intermittente. Il eût été plus simple et plus vrai, peut-être, de dire qu'une intermittente ordinaire devint pernicieuse au point qu'on ne put pas la distinguer de la fièvre jaune. M. Moreau-de-Jonnès n'a point méconnu la dégénération de ces fièvres, ou leur passage à l'état

(1) *De la Fièvre jaune qui a régné à la Martinique en 1803 et 1804.* Naples, 1809.

de fièvre jaune par l'influence des causes locales ;
et à cet égard il dit : « Qu'à la Martinique les hôpi-
» taux sont les principaux foyers de l'infection, et
» les seuls peut-être où elle se développe spon-
» tanément. » Ceci est d'autant plus probable,
qu'alors il y a le concours des causes tirées de
l'atmosphère, et de celles que fournit la réunion de
beaucoup d'hommes dans un même lieu. Il y a
même dans les miasmes animaux une action déter-
minante supérieure à celle des autres miasmes ;
c'est ce que j'ai voulu faire connaître lorsque j'ai
parlé de l'origine du typhus *redoublé*.

Ainsi que M. Moreau-de-Jonnès a vu cette dégénération dans les hôpitaux de la Martinique, de
même aussi j'ai observé dans ceux de Rome, que
des intermittentes simples devinrent pernicieuses
du 15 au 20e jour de la maladie, et qu'elles firent
périr plusieurs hommes. Cet état pernicieux ne
pouvait être attribué qu'à la contagion acquise dans
l'hôpital même ; et il m'a été surtout démontré que
l'intermittente pernicieuse de Rome avait tous les
traits de la fièvre jaune chez les Allemands et non
point chez les Français. J'ai déjà rapporté, d'après
le docteur Bally, que la fièvre jaune de 1811, en
Espagne, prit le type intermittent propre aux maladies endémiques du pays ; mais n'est-ce pas dire
qu'elle reçut la forme que le sol européen donne
au typhus miasmatique ? et qu'elle devint fièvre

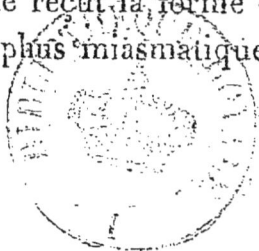

jaune européenne, c'est-à-dire intermittente pernicieuse portée au plus haut degré.

Il y a non-seulement succession , mais même
cohabitation de ces deux maladies, et nous allons
nous convaincre que les causes procathartiques de
la fièvre jaune n'ont point une action absolue, mais
bien relative. M. Chevalier dit : « Presque tous les
» étrangers qui viennent à Saint-Domingue, soit
» d'Europe, soit de l'Amérique septentrionale,
» sont attaqués, immédiatement après leur arrivée,
» d'une fièvre maligne autrefois appelée *mal de*
» *Siam* , qui ne diffère de la fièvre automnale
» commune en France qu'en ce qu'elle est plus
» violente et plus dangereuse. » Cette assertion
n'est pas seulement de M. Chevalier, car le docteur Cailliot a dit aussi, « Que lorsque la fièvre
» jaune sévissait le plus fortement contre les nou-
» veaux débarqués, les anciens colons étaient at-
» taqués de fièvres bilieuses doubles-tierces ; ces
» dernières prenaient par fois, chez les nouveaux
» arrivés, le caractère de la première, et souvent
» on les confondait dans le début, ce qui prouve
» beaucoup d'analogie à cette époque de la mala-
» die. » Le docteur Bally rapporte également « Que
» tandis que les anciens habitans du Cap étaient
» affligés par les fièvres intermittentes et les doubles-
» tierces qui dégénéraient pour l'ordinaire en con-
» tinues, les nouveaux éprouvaient un sort bien plus

» déplorable, le vomissement noir reparut et fit
» périr plus de la moitié des marins. » Dans une
note (page 419), ce même auteur assure « que
» dans les villes du sud de l'Amérique, les fièvres
» intermittentes se répandent fréquemment par
» contagion, » ce qui doit s'entendre de celles qui
attaquent les anciens habitans, car les étrangers
n'y sont presque pas sujets ; remarque importante
qui n'avait pas été faite jusqu'à ce jour, et que nous
devons à M. Moreau-de-Jonnès. « Il est impos-
» sible, dit-il, de connaître avec précision quels
» sont les effets des fièvres intermittentes ; elles
» attaquèrent rarement les Européens non accli-
» matés, et leurs ravages parmi les créoles sont
» ordinairement bornés aux lieux dont l'air est in-
» fecté par des marécages. » Ceci vient à l'appui
de notre théorie, et prouve que l'intermittente est
la maladie des naturels du pays, et que les étrangers non acclimatés n'en sont exempts que parce
que chez eux la même maladie prend plus d'intensité et devient fièvre jaune. M. Leblond, en
parlant des étrangers qui abordent en Amérique,
assure « que si le lieu où ils arrivent est mal-
» sain, etc., une fièvre putride peut emporter le
» nouveau venu en aussi peu de temps que la
» fièvre jaune, ou pour mieux dire c'est la fièvre
» jaune elle-même, ou si l'on veut le maximum
» de la diathèse putride. » Les expressions de Pois-

sonnier-Desperrières rapportées par Lind, sont les suivantes : « La fièvre jaune de Saint-Domingue est » le vrai *causus* d'Hippocrate, ou fièvre ardente » portée au plus haut degré. » Benjamin Rush, dans sa lettre à Thomas Miffling, gouverneur de la Pensylvanie en 1797, dit que la fièvre jaune n'est que la fièvre rémittente bilieuse des autres climats portée à un très-haut degré de malignité, et rendue contagieuse par les circonstances aggravantes qui viennent de l'atmosphère ou de la disposition des individus. Il étaye son opinion de celle de Pinkard, qui s'exprime ainsi : *I have been led into an opinion, that the yellow fever, so called, is not a distinct or specific disease, but merely an aggravated degree of the common remittend or bilious fever of hot climates, rendered irregular in form, and augmentated in malignity from appearing in subjects unaccustomed to the climate.*

Nous venons de citer plusieurs auteurs d'un mérite distingué, qui tendent d'un commun accord à nous persuader que la fièvre jaune n'est que le maximum des fièvres bilieuses ; mais les fièvres intermittentes d'automne ne sont-elles pas bien légitimement comprises parmi ces dernières ? Dans ces maladies, le type n'est qu'une forme de circonstance. Les fièvres bilieuses peuvent être continues, rémittentes ou intermittentes, simples ou pernicieuses, très-aiguës, ou se prolonger d'une manière

indéterminée ; leur caractère est vraiment protéï-
forme, dit Stoll ; mais ce serait s'inscrire contre
les faits d'observation, que de ne pas reconnaître
une essence bilieuse à la fièvre intermittente aussi
bien qu'à la fièvre jaune. Nées des mêmes causes,
ces maladies existent conjointement ; et dans les
mêmes circonstances on pourra observer une intermittente bénigne ou pernicieuse, un choléra-
morbus ou la fièvre jaune ; toutes ces nuances n'expriment que les différentes impressions du climat.
C'est ainsi que j'ai vu à Rome, en 1807, la fièvre
intermittente être simple pour les habitans, plus
intense et voisine de l'état pernicieux pour les
Italiens et les Français, et enfin pernicieuse au
plus haut degré, et ayant tous les traits de la fièvre
jaune, chez les soldats allemands du régiment
d'Isembourg ; de même que dans les régions équatoriales d'Amérique, les naturels du pays sont sujets à la fièvre intermittente, et les étrangers à la
fièvre jaune.

Tout ce que nous venons de dire sert à nous
convaincre que ces deux maladies règnent en
même-temps dans le même pays ; et rien ne
prouve mieux qu'elles sont dues au même principe morbifique qui, en Amérique, se montre
sous deux formes différentes, savoir, la plus bénigne ou l'intermittente pour les indigènes qui
sont familiarisés avec les causes de ces maladies,

et la plus insidieuse ou la fièvre jaune pour les étrangers qui ne sont pas encore acclimatés. D'où nous concluons que les deux maladies n'en forment qu'une , qui est diversement modifiée par l'habitude du climat.

§. VI. *Comparaison de la Fièvre jaune et de l'intermittente , par rapport aux modifications qu'elles reçoivent de l'âge , du sexe , du tempérament et de l'habitude du climat.*

Que la fièvre intermittente règne d'une manière endémique ou épidémique , elle a des habitudes semblables à celles de la fièvre jaune , considérée dans son atteinte différente , selon l'âge , le sexe , le tempérament et l'habitude du climat. Elle attaque rarement l'homme dans les deux extrémités de la vie ; les enfans et les jeunes gens même en sont communément exempts. Dans l'âge viril elle compte beaucoup de tributaires , surtout parmi les hommes d'un tempérament sanguin et bilieux. L'observation n'a fait que confirmer , jusqu'à ce jour , ce que le père de la médecine en avait dit : *Ex eo cognosces , quòd autumno præcipuè, homines quartanis corripiantur , et eá ætate quæ est ab anno vigesimo quinto , ad quadragesimum quintum.* La fièvre intermittente est aussi rare dans la vieillesse que dans la jeunesse. Il faut feuilleter beaucoup d'auteurs pour en trouver quelques cas à citer. Torti rapporte celui d'une femme octogénaire qui souffrait d'une fièvre tierce dont les symptômes étaient si peu prononcés, qu'il était très-difficile d'en reconnaître le caractère. Je rapporterai un fait à-peu-près semblable dans la troisième partie de ces Recherches. On se persuade facilement que les phénomènes des maladies propres à l'âge viril, sont moins prononcés chez les vieillards dont toutes les fonctions sont rallenties et les facultés à demi éteintes. La pratique journalière nous apprend encore que les femmes sont moins sujettes à la fièvre intermittente que les hommes.

La fièvre jaune attaque également l'homme dans la vigueur de l'âge, d'une constitution athlétique, et d'un tempérament sanguin et bilieux. A cet égard nous avons déjà cité Makittrick, et Rouppe dit expressément : *Alios assueto modo incessit biliosa febris, et quantùm videre potui, hi maximè fuerunt juvenes, vel mediæ ætatis, et ante morbum alacres.* Même assertion est donnée par le docteur Bally, qui déplore, à cette occasion, les ravages que cette maladie fit parmi les officiers supérieurs de l'armée de Saint-Domingue, et sur l'élite de nos soldats. Elle épargne les enfans et les vieillards ; elle est aussi beaucoup moins meurtrière envers les femmes qu'envers les hommes ; les tableaux nécrologiques dressés à Cadix et à Séville, lorsque la fièvre jaune y régna, annoncent une mortalité triple chez ces derniers ; même proportion est indiquée par le docteur Bally, d'après ce qu'il en a vu au Cap. Pour ajouter aux rapprochemens que nous avons déjà faits de ces fièvres avec la peste, nous dirons avec le baron Des-Genettes, « que les femmes, les jeunes gens, les » enfans même à la mamelle, ont généralement » plus résisté à l'épidémie que les hommes les » plus robustes. »

Outre ces rapports entre la fièvre jaune et l'intermittente, on en trouvera d'aussi marquans dans l'espèce d'immunité que l'on reçoit de l'habitude du climat. C'est une erreur de dire que les fièvres intermittentes ne peuvent être classées parmi les maladies contagieuses, parce que le même individu peut les éprouver deux fois dans sa vie ; mais est-il bien démontré que la peste, le typhus et la fièvre jaune éteignent, dans ceux qui les éprouvent, la disposition à les avoir de nouveau ? Et quand même cela se passerait ainsi, il ne serait pas difficile de prouver que l'homme peut se préserver de la fièvre intermittente en s'habituant aux causes qui la produisent, aussi bien qu'il s'habitue à celles de la fièvre jaune. Les étrangers qui arrivent dans les pays où la première est endémique, lui payent tribut la première ou la seconde année, et en sont exempts par la suite, aussi bien qu'ils le sont de la fièvre jaune en Amérique; mais dans l'une et l'autre espèce, l'action des causes est relative: par exemple, si des hommes du midi de la France passent dans les Etats romains, ils résisteront mieux au climat que ceux qui seraient venus des bords du Rhin ; la fièvre intermittente ne sera point dangereuse pour les premiers, elle sera mortelle pour les autres. J'observai cette impression différente à Rome, sur les soldats allemands du régiment du prince d'Isembourg, comparativement. à ce que les soldats français ou italiens y éprouvèrent en même-temps. Quelques années après je fis la même observation en Catalogne sur des régimens westphaliens, hessois et wurtzbourgeois, comparativement avec les régimens français, napolitains, romains, toscans, et du royaume de Lombardie, qui faisaient partie de notre armée. J'ai vu toujours les étrangers fortement tourmentés de la fièvre tierce, tandis que les naturels la ressentaient à peine. Il est donc permis d'assurer qu'on s'acclimate contre la fièvre intermittente.

Il en est de même de la fièvre jaune ; celle qui affligea l'Andalousie en 1800, dit le professeur Berthe, n'épargna aucun des hommes qui étaient venus du nord de l'Espagne, tandis que l'on compta fort peu de malades parmi les nègres, et que ces derniers n'éprouvèrent qu'une maladie bénigne. Les Européens qui vont habiter entre les tropiques dans le Nouveau-Monde, ne peuvent presque pas s'y soustraire; mais elle est moins funeste aux Espagnols, aux Italiens et aux Français méridionaux, qu'aux hommes des autres parties de l'Europe. Il est assez ordinaire qu'après une première atteinte, on participe à l'immunité qui est le partage des anciens habitans. Cette immunité ne doit s'entendre que de ceux qui habitent entre les tropiques, encore même est-elle contestée par Davidson, Clarck, Hughes, Warren, Puguet, Savarésy, etc. Mais il est certain qu'aux États-Unis, la même personne peut avoir la fièvre jaune plusieurs fois dans sa vie. De Humboldt rapporte même que les originaires de Vera-Cruz, passant à la Havane, à la Jamaïque ou aux États-Unis, y éprouvent la fièvre jaune, et qu'il en est de même de ceux de la Havane lorsqu'ils vont à Vera-Cruz. Le docteur Bally va plus loin, il assure qu'un homme qui, ayant eu la fièvre jaune sous la ligne, et qui pourrait croire avec quelque raison d'en être à l'abri par la suite, passant aux États-Unis, y acquerra la disposition à avoir de nouveau cette fièvre, non-seulement dans ce pays, mais même entre les tropiques, s'il y revient. Il en cite un exemple frappant, dont le sujet était l'épouse d'un magistrat du premier rang à Saint-Domingue. Des assertions à-peu-près semblables sont données par M. Moreau-de-Jonnès, dans son *Tableau du Climat des Antilles*, etc. Le docteur Bally rapporte encore, d'après le docteur Gonzalez, que des Anglo-Américains qui avaient eu la fièvre jaune dans leur pays, se trouvant à Cadix lors de l'épidémie, y succombèrent aussi bien que les Espagnols. Ces assertions prouvent que l'immunité que l'on croit avoir acquise par une première atteinte de cette fièvre, n'est rien moins que constante, puisqu'elle est détruite par le moindre déplacement. On doit croire qu'il y a dans chaque pays une cause qui donne une disposition spécifique qui fait que les Européens qui auraient éprouvé la fièvre jaune dans une partie de l'Amérique, ne sont pas à l'abri de l'avoir dans une autre; mais cette cause n'est que l'impression du climat avec lequel le corps humain n'est point en harmonie, et dont il doit prendre l'habitude.

Ce que nous venons de dire de la fièvre jaune peut s'appliquer à la fièvre intermittente sans aucune restriction, et je puis l'affirmer, d'après ce que j'en ai éprouvé moi-même. En 1806, étant à Venise, j'eus une fièvre tierce pernicieuse; en 1807, étant à Rome, j'y fus pris d'une fièvre tierce simple, et je n'en ressentis rien l'année suivante, que je passai dans cette même ville; me trouvant à Gironne en Espagne, en 1810, je fus pris de nouveau de la fièvre tierce; mais j'en fus exempt l'année suivante. Par ces trois déplacemens je me trouvai dans des circonstauces semblables à celles qui donnent des dispositions nouvelles en Amérique, et qui exposent ses habitans à avoir la fièvre jaune lorsqu'ils se transportent sur divers points de ce continent ; ce qui est attesté par de Humboldt et par Bally ; ou bien encore dans celles qui, selon Gonzalez, privent les Américains, qui sont en Europe, du privilége dont ils auraient pu se prévaloir, dans leur pays, contre la fièvre jaune. Plus tard nous verrons pourquoi ceux qui sont nés entre les tropiques n'ont point à craindre cette fièvre dans les temps ordinaires, avantage que n'ont point ceux qui sont nés sous la zone tempérée.

De ce qui vient d'être dit, nous tirerons cette conséquence qui se rapporte autant à la fièvre jaune qu'à l'intermittente, que les modifications de ces fièvres proviennent autant des localités et de l'atmosphère, que de la disposition de l'organisme humain, disposition qui est d'autant plus grande qu'on a moins l'habitude du climat.

§. VII. *Atteinte générale de la Fièvre jaune et de l'intermittente.*

Le caractère épidémique que la fièvre intermittente peut prendre dans les pays marécageux, semble la rapprocher des fièvres qui se propagent par contagion, et particulièrement de la fièvre jaune.

Quoiqu'il ne soit pas permis d'avancer que toutes les fièvres qui ont ce caractère sont contagieuses, cependant on doit dire qu'elles sont les plus voisines de cet état, et qu'elles l'acquièrent dans les circonstances qui augmentent l'activité des causes morbifiques. Toutes les fièvres qui proviennent des miasmes, de la saleté du corps, ou des alimens dépravés, sont susceptibles de passer de l'état le plus simple à l'état le plus pernicieux ; telles sont ordinairement celles qui prennent naissance parmi les hommes de la classe indigente. De ce nombre est le typhus épidémique qui règne dans la Toscane au moment où nous écrivons. Les relations qui en ont été données nous ont appris qu'il est passé du pauvre au riche, parce que la misère qui règne dans ce pays, a contribué à en faire une maladie contagieuse. Cette distinction qu'on n'établit pas toujours entre la maladie proprement dite et ses degrés, peut éclairer sur le caractère des fièvres en général pour en simplifier la classification, et pour nous prémunir contre l'habitude trop répandue de voir de nouvelles maladies là où il n'y a qu'une variété ou une légère intensité de plus à noter. C'est ce qui a fait dire au grand Sydenham, que la fièvre maligne est de la même espèce que la peste, et qu'elle n'en diffère que parce que son degré de violence est moindre. En raisonnant ainsi, nous n'aurons pas lieu de nous étonner du changement

8

des fièvres bénignes en malignes ; et si l'on veut
être de bonne foi , on avouera qu'il n'est point de
ces dernières qui ne puissent devenir contagieuses.

En posant ces bases pyrétologiques, on pourra
terminer sans peine le différend qui règne parmi
les médecins sur la contagion du typhus , de la
fièvre jaune et de la peste même; et lorsqu'on aura
reconnu que ces trois fléaux de l'espèce humaine
ne sont pas toujours contagieux , et qu'ils le deviennent accidentellement , on ne sera pas éloigné
de croire qu'il ne puisse en être de même de la
fièvre intermittente.

Cette donnée générale étant posée, il nous reste
à examiner si la fièvre intermittente, lorsqu'elle
est épidémique , se comporte envers les anciens habitans comme la fièvre jaune en Amérique. Pour
cela nous distinguerons le caractère endémique de
l'épidémique. Le premier est avec une force moyenne,
et peut être dit, l'harmonie des causes externes avec
la constitution du commun des habitans ; ce qui
fait , soit dit d'une manière générale, que la fièvre
jaune épargne les naturels du pays et non point
les étrangers , et qu'elle a , à l'égard de ceux-ci , le
caractère d'autant plus épidémique qu'ils sont en
plus grand nombre , ou qu'ils viennent des pays
moins méridionaux ; de même que la fièvre intermittente, qui est endémique pour les nationaux dans
un pays donné , sera en même-temps épidémique

pour les étrangers. C'est ce que j'ai noté à Rome,
en 1807 et 1808; et en Catalogne, en 1810 et 1811.

Le second caractère, ou l'épidémique, est avec
une force très-grande que rien ne peut balancer
ni vaincre; aussi, quelqu'assertion que nous ayons
donnée sur l'habitude que l'homme contracte des
causes qui produisent ces deux fièvres, nous trouvons cependant qu'il ne peut pas toujours se prévaloir de ce privilége, soit lorsque les causes ont
une énergie insolite et très-grande, comme il arriva à Rome en 1695, et à Pithiviers en 1802; soit
parce que la topographie de certains pays constitue
un foyer permanent de virulence, comme serait la
ville de Terracine qui touche les marais Pontins,
où il est rare de trouver un homme bien portant
aux mois d'août, de septembre et d'octobre. Aussi
la population y est-elle décroissante ainsi que dans
plusieurs autres villages des États romains, que
les habitans quittent en été et en automne pour
éviter les maladies.

Toutefois, on doit dire de ces derniers pays, que
les habitans y éprouvent bien la fièvre tierce, mais
qu'ils meurent rarement dans la vigueur de la maladie; ils succombent ordinairement aux maladies
chroniques qui en sont la suite, lorsque les étrangers y seraient infailliblement pris d'une fièvre
pernicieuse qui leur serait d'autant plus fatale,
qu'ils auraient vécu jusqu'alors sous une latitude

plus boréale. La même remarque a été faite en
Amérique. M. Moreau-de-Jonnès rapporte, en
parlant des terres inondées et couvertes de palé-
tuviers, « Qu'il est rare que les habitans de ces
» arrondissemens, qui ont contracté l'habitude de
» l'atmosphère insalubre où ils vivent, succombent
» immédiatement par l'action des fièvres intermit-
» tentes, qui fait périr promptement les étrangers. »
J'ai rapporté déjà qu'un régiment composé d'Allemands, venu à Rome en 1807, y perdit beaucoup d'hommes par l'intermittente pernicieuse;
mais une circonstance tout-à-fait opposée et non
moins concluante, fut le passage par Rome de
deux régimens napolitains qui se rendaient dans
le Piémont. Il nous donna environ cent malades.
Ces hommes venaient de traverser les marais Pontins et la partie de la campagne de Rome la plus
insalubre; cependant aucun d'eux n'avait la fièvre
tierce. On jugera sans peine que des hommes nés
sous une latitude plus australe que celle de Rome,
n'avaient rien à craindre du climat de cette
ville.

M. Bally a dit de la fièvre jaune, qu'au sortir
des tropiques, tous les habitans, naturels ou étrangers, sont sujets au typhus d'Amérique; « mais
» ce danger, dit-il, est en raison directe du rap-
» prochement des pôles pour le lieu de leur nais-
» sance; les naturels des États-Unis le sont moins

» que les Espagnols et les Italiens; ceux-ci, moins
» que les Français, qui à leur tour le sont moins
» que les Suédois et les Russes. » Ceci, comparé
avec ce que nous venons de dire de la fièvre intermittente, prouve que ces deux fièvres agissent
de même sur l'homme relativement à son origine
plus ou moins méridionale. S'il est vrai, comme
on l'assure généralement, que les hommes nés
entre les tropiques soient à l'abri de la fièvre jaune,
et non point ceux qui habitent la zone tempérée,
cela ne sert qu'à prouver la mutation que cette
fièvre éprouve en passant des pays chauds dans
ceux qui sont tempérés. On peut en donner l'explication suivante. La force de résistance que
l'homme, né sous la zone torride, oppose à la maladie, est l'effet de l'uniformité des saisons et de la
température pendant presque toute l'année, ce qui
le soustrait aux vicissitudes de l'atmosphère, et ce
qui donne à ses fonctions une régularité qui ba-
lance la force des causes des maladies; mais cette
force de résistance ne suffit pas toujours, elle cède
à l'augmentation d'intensité des causes, de même
que nous avons vu la fièvre intermittente ne pas
épargner les habitans de Rome, lorsqu'elle fut
rendue épidémique par des causes accidentelles
très-intenses. La fièvre jaune ne se comporte pas
autrement : l'épidémie qui vient d'affliger la Martinique, n'a point été meurtrière pour les étran-

gers seulement, elle a fait périr aussi d'anciens
Colons, et même quelques hommes de couleur :
nous en donnerons la raison dans la seconde partie
de ces Recherches ; mais ceci a tenu à des causes
particulières, et l'on doit dire en général, que
dans les régions équatoriales, les Colons sont à
l'abri de la fièvre jaune, parce que l'habitude que
l'organisme acquiert des causes des maladies n'est
pas changée, puisqu'il n'y a pas de changement
très-sensible dans les saisons. Mais hors des tropiques l'année est partagée en deux saisons, l'une
très-froide et l'autre très-chaude ; dans un court
espace de temps, l'homme doit s'habituer successivement à deux températures opposées, et ce
changement alternatif diminue beaucoup la résistance vitale. Aux États-Unis, par exemple, les saisons et la température qui varient comme en Europe, et le passage du froid au chaud y étant même
fort brusque, il en résulte que les habitans, naturels ou étrangers, ont une disposition aux maladies
endémiques qui est commune à tous, autant que
l'immunité est le partage des hommes qui sont nés
entre les tropiques. On pourrait presque dire que
les maladies qui viennent des vicissitudes de l'atmosphère, sont marquées du cachet de variabilité
qui appartient aux causes qui les ont produites, et
que les retours et les absences de la fièvre intermittente ne sont que des répétitions des atteintes

alternatives que le corps a dû éprouver de l'atmosphère, tantôt froide, tantôt chaude, sèche, humide, etc. ; mais nous ne donnerons pas plus d'extension à cette idée un peu hypothétique, et nous
terminerons cette section en disant que la fièvre
jaune, en quittant les régions équatoriales d'Amérique, et en passant aux États-Unis, y devient générale par l'effet du climat qui modifie l'action
des causes morbifiques. Cette circonstance la rapproche des maladies d'Europe, et surtout de la
fièvre intermittente qui est rendue commune à tous
les habitans, par le même concours des causes qui
donnent une pareille communauté aux États-Unis.

§. VIII. *Rapports entre la Fièvre jaune et l'inter-*
mittente, tirés du traitement.

La question de savoir quel est le traitement qui
convient le mieux contre la fièvre jaune ou contre
l'intermittente, n'est pas facile à résoudre. A l'égard
de celle-ci, on a conseillé de donner le quinquina
à pleines mains ; cette manière de la combattre,
assez généralement suivie en Italie et en Espagne,
est recommandée surtout par les médecins français, qui semblent ne pas admettre d'autre moyen.
C'est sans doute ce qui a fait dire aux auteurs de
l'article *Fièvre*, dans le *Dictionnaire des Sciences*
Médicales, qu'à l'aide du quinquina le médecin

prévient la terminaison fatale d'une intermittente pernicieuse, aussi sûrement qu'un chirurgien conserve à la vie un blessé en se rendant maître d'une hémorragie artérielle. Cette assertion n'est pas toujours confirmée par l'expérience ; elle peut être vraie pour Paris, et non point pour la Provence, pour le bas Languedoc, ni pour le Roussillon, encore moins pour l'Italie ou pour l'Espagne. Je ne crains pas de dire que tel médecin qui en raisonne très-bien à Paris, serait fort embarrassé à Rome (1). Chaque pays, à raison du climat ou des habitudes particulières à ses habitans, introduit dans les maladies une complication majeure qu'il importe de détruire en même-temps qu'on attaque l'essence de la fièvre. Combattre l'une ou l'autre séparément, est d'une fausse thérapeutique ; l'intermittente pernicieuse ne permet point de tem-

(1) Parmi les médecins français qui ont traité cette question avec sagacité, on doit compter le docteur Broussais, qui, dans la courte digression qu'il a faite sur les fièvres intermittentes, dans son *Traité des Phlegmasies*, dit que le quinquina ne convient pas toujours contre ces fièvres, surtout contre celles qui sont avec des cardialgies, des vomissemens et des coliques. Disons aussi que cette espèce d'intermittente est la plus voisine de la fièvre jaune. Le docteur Broussais avoue qu'il a dû renoncer au quinquina dans sa pratique en Hollande, et qu'il s'est vu conduit à combattre ces fièvres par les mucilagineux. J'en ai fait autant à Venise, où, voyant l'inutilité du quinquina dans quelques cas, j'ai donné le petit-lait avec quelques gouttes de laudanum, et par ce moyen j'ai arrêté des fièvres qui avaient résisté au fébrifuge exotique.

poriser, il faut en arrêter la marche par des moyens combinés ; et ce qu'il y a de plus embarrassant, c'est que ces moyens sont quelquefois fort opposés, entre eux sous le point de vue thérapeutique, d'où naît la plus grande difficulté pour le praticien qui veut procéder méthodiquement. Je ne veux, pour preuve de ceci, que le tâtonnement qu'on a montré dans l'usage du quinquina. On ne sait pas encore si ce fébrifuge opère efficacement lorsqu'il a un effet purgatif, ou qu'il retient les évacuations alvines ; cette incertitude a fait qu'on l'a associé tourà-tour, avec l'opium, l'éther, la rhubarbe, la magnésie, le tamarin, l'émétique, le sel ammoniac, différens sels neutres, etc. On a même conseillé de pratiquer la saignée le jour même qu'on l'administre, ce qui a très-bien réussi en Espagne, et qui est beaucoup plus fondé en théorie que ce qu'on en a dit dans le *Dictionnaire des Sciences Médicales.* Pour concilier les avis divers, il faut dire qu'on ne peut point indiquer contre la fièvre intermittente pernicieuse un traitement qui convienne dans tous les cas et dans tous les pays. Les moyens curatifs doivent varier selon les complications, dont l'importance est telle à mes yeux, que je ne doute pas qu'elles ne causent la mort aussi fréquemment que la fièvre elle-même. C'est sans doute ce qui a fait dire au docteur Alibert, que la rapidité de la marche des intermittentes

pernicieuses « tient aux deux lésions réunies du
» système nerveux et du système vasculaire, et ce
» qui constitue principalement leur danger. » Je
trouve dans cette idée un tel caractère de vérité,
que je crois qu'elle pourrait servir de base à la thérapeutique de ces fièvres. Il est à regretter que
l'auteur n'en ait pas tiré tout l'avantage qu'elle pro-
met, d'autant que peu de médecins peuvent entreprendre de parler sur cette matière avec autant
de moyens que lui.

Loin de refuser au quinquina la confiance qu'il
mérite, je dirai que son efficacité sera d'autant plus
grande qu'il sera secondé par d'autres moyens. J'ai
été convaincu très-souvent que, donné à haute dose
et dans les temps opportuns, il n'en demeurait pas
moins sans effet, ou qu'il était même funeste. Ce
que je dis ici de ce précieux médicament n'a pour
but que de signaler l'usage irréfléchi que l'on en
fait; sa réputation est telle qu'on ne se donne plus
le soin de rechercher s'il convient de l'administrer:
fièvre tierce et quinquina sont inséparables dans
l'esprit de beaucoup de médecins, qui ne se doutent
même pas que leur manière de traiter n'est qu'un
véritable empirisme. Disons encore une fois que
la thérapeutique de la fièvre intermittente est encore
fort incomplète (1).

(1) J'ai expérimenté la plupart des moyens qui ont été con-
seillés contre cette fièvre; j'ai même essayé de soustraire à la

On n'est pas mieux fixé à l'égard de la fièvre
jaune. On a proposé contre elle plusieurs méthodes
de traitement, qui ont pour objet de calmer la turgescence du sang, l'irritation de l'estomac, l'effer-
vescence de la bile, ou l'excitation nerveuse ; car
on est partagé entre ces indications principales.
Les moyens débilitans ont paru convenables dans
le commencement de la maladie, et cependant on
ne peut pas compter beaucoup sur eux. Quelques
médecins improuvent la saignée ; d'autres assurent
en avoir retiré les plus grands avantages. Les émé-
tiques ont paru être de quelqu'utilité ; mais l'irritation de l'estomac semble s'opposer à leur administration. Les purgatifs ont eu des effets incertains.
On a retiré quelque bien de l'application de la glace
et des frictions avec les acides. Enfin, lorsque la
putridité ou l'*adymanie* est bien prononcée, on a
recours aux anti-septiques et même au quinquina, à
l'égard duquel les avis sont fort partagés. Des médecins le recommandent seul ou combiné, en décoction ou en substance ; quelques-uns en sont fort
avares ; d'autres, aussi prodigues que dans la fièvre
intermittente. En réfléchissant sur cette incertitude,
on est porté à croire que les médecins qui ont ob-

mort quelques hommes qui étaient dans l'accès pernicieux qui
termine ordinairement la vie ; j'ai réussi dans deux cas par des
moyens diamétralement opposés ; je les ferai connaître lorsque
de nouvelles expériences me démontrant leur efficacité, m'auto-
riseront à en faire la publication.

servé la fièvre jaune se sont trouvés dans des circonstances semblables à celles dont nous venons de
parler à propos des complications de la fièvre intermittente ; de là vient qu'ils n'ont pu en déterminer le caractère, ni en indiquer le traitement ; et
cela devait être, car elle n'a pas toujours la même
forme ni la même intensité. Comme la fièvre intermittente, elle est aggravée par des complications
qui doivent en faire varier le traitement. C'est bien
le cas de dire que les médicamens ne sont spécifiques qu'autant qu'ils sont employés avec opportunité. Le quinquina, selon M. Leblond, dont le
témoignage est étayé de trente-six ans de pratique
sous la ligne, est aussi utile dans le traitement de
la fièvre jaune que dans celui des intermittentes
pernicieuses, et doit être administré avec la même
prodigalité. Savarésy et Bally le considèrent comme
un des moyens les plus efficaces contre cette maladie, et M. Moreau-de-Jonnès assure qu'après
avoir reconnu l'utilité d'une foule de remèdes vantés
contre cette fièvre, on est revenu au quinquina ; il
en a vu donner jusqu'à huit onces en trente-six
heures, et il pense que ce remède n'échoue contre
la fièvre jaune que parce qu'on ne saisit pas le
temps opportun pour l'administrer, et que ce temps
est très-difficile à saisir à cause de la marche pré-
cipitée de la maladie. Cette difficulté est précisément celle que nous a offerte l'administration de ce

fébrifuge contre l'intermittente pernicieuse. Le docteur Bally pense aussi que, dans beaucoup de cas de fièvre jaune, il faut donner le quinquina à haute dose.

Cependant nous pensons qu'il est sage de poser à cet égard les mêmes règles que pour l'intermittente, et de dire que certains cas de fièvre jaune attesteront l'efficacité du quinquina, et que d'autres voudront une méthode différente, parce qu'il en est du fébrifuge contre l'essence de la fièvre jaune, de même que contre celle de la fièvre intermittente; mais qu'il ne peut rien contre la complication qui, bien souvent, s'oppose à ce qu'on l'administre. Voilà, je crois, une manière de raisonner qui mettra tous les auteurs d'accord, et qui est dictée par l'observation.

Ces considérations nous autorisent à conclure que ces maladies sont soumises aux mêmes moyens thérapeutiques, ce qui est un pas de plus vers la connaissance de leur nature, que nous disons identique.

§. IX. *La conformité des Fièvres jaune et intermittente, déduite de l'état des cadavres.*

Un indice certain que les maladies ont un caractère très-grave, est la prompte décomposition des cadavres. Non-seulement l'expérience le démontre,

mais même nous sommes portés, par instinct, à
juger que la maladie a été virulente toutes les fois
que nous voyons cette prompte décomposition. On
recule d'épouvante à la vue d'un cadavre livide,
on supporte celle d'un cadavre décoloré ; on dit
de celui-ci , il ne lui manque que le souffle pour
vivre encore; et de l'autre, qu'il était pestiféré. Ce
dernier, comme frappé de la foudre , ou comme à
la suite des poisons violens , n'est plus susceptible
d'excitation galvanique ; l'autre, au contraire, en
conserve long-temps la possibilité. En voyant un
cadavre livide , on dit qu'il a fallu que la cause
matérielle dont la mort a été le résultat, fût très-
active , puisqu'elle s'exerce encore sur la dépouille
mortelle , et qu'elle s'acharne en quelque sorte à
en détruire l'organisation après l'avoir privée de
la vie. C'est le propre des maladies virulentes;
c'est aussi ce qu'on voit après la peste, après le
typhus, la fièvre jaune et l'intermittente pernicieuse. Observons toutefois que nous ne confon-
dons pas la dissolution putride qui suit ces fièvres,
avec des apparences de décomposition, comme seraient les plaques noires plus ou moins étendues
qui sont sur les cadavres après l'apoplexie, et après
d'autres morts subites ou accidentelles. Dans les
fièvres malignes les humeurs ayant été profondément altérées , décomposent promptement les cadavres, comme cela arrive par les fièvres adyna-

miques, par les bilieuses ataxiques, de même que
dans quelques cas d'empoisonnement, soit encore
par la morsure des animaux venimeux, ou après
l'injection de certains poisons dans les vaisseaux
sanguins ; ce qui a été prouvé dans ces derniers
temps par les expériences du docteur Orfila. Dans
toutes ces circonstances, la décomposition est ap-
parente peu d'heures même après la mort ; elle se
dessine, à ne pas s'y méprendre, sur toute l'habitude du corps, particulièrement sur le tronc, par
une teinte noire, violette, jaune et verte tout-à-la-
fois ; par le météorisme du bas-ventre, l'élargis-
sement de la poitrine, la bouffissure de la face qui
prend une couleur livide, la mollesse des chairs et
la flaccidité des membres. On reconnaît encore
cette décomposition à un suintement sanieux qui
sort du corps par les ouvertures naturelles, et à
l'odeur infecte que ces cadavres répandent. Il paraîtra extraordinaire à ceux qui n'ont observé que
des phénomènes nerveux dans l'intermittente pernicieuse, qu'une telle décomposition puisse en être
le résultat. Mais l'observation vaut plus que tous
les raisonnemens qu'on pourrait faire ; c'est d'elle
que je tiens les preuves de cette dissolution putride après cette fièvre, et cette même dissolution
me porte à croire à une matière virulente qui en
est le moteur.

Je ne crois pas qu'il soit nécessaire de rechercher

avec détail la conformité que la simple inspection
des cadavres établit entre la fièvre jaune et l'intermittente. Les auteurs qui ont traité de la première sont d'un avis unanime sur la putréfaction
qui suit de très-près l'instant de la mort. L'usage
en Amérique, d'ensevelir promptement les morts,
en est une preuve nouvelle, et j'ai sur cette prompte
décomposition des cadavres après la fièvre intermittente, une somme de preuves si grande, qu'il
me semble oiseux d'en parler ; car je m'imagine que
beaucoup de praticiens l'auront observée comme
moi.

Il m'a suffi de l'autopsie externe pour démontrer
de nouveaux rapports entre les deux fièvres. Si j'ai
évité de rechercher, par l'inspection des viscères,
quels sont les désordres du système vasculaire dans
l'une et dans l'autre, c'est parce que je m'en suis
expliqué fort longuement en parlant des symptômes ; seulement je rappellerai ici que le docteur
Jackson, à Saint-Domingue, a trouvé l'engorgement sanguin de la rate dans tous les cadavres qu'il
a ouverts à la suite de la fièvre jaune, de même
que je l'ai trouvé généralement après la fièvre intermittente. Mais je ne puis me dispenser de men-
tionner ce qui a fixé l'attention du docteur Bally,
savoir des concrétions gélatineuses de couleur
d'ambre qu'il a trouvées dans les ventricules du
cœur et dans les oreillettes, et qui se prolongeaient

dans les troncs artériels. Il en parle plusieurs fois
dans le cours de son ouvrage, parce qu'il est le
premier observateur qui en ait fait mention à
propos de la fièvre jaune, et que par la suite ces
concrétions ont été trouvées assez généralement.

Je crois être en droit de m'attribuer cette même
priorité quant à la fièvre intermittente. On trouvera dans mes mémoires sur cette fièvre, publiés
par la Société de Médecine-Pratique de Montpellier, dans ses *Annales*, année 1808, des faits qui
attestent que j'avais observé ces concrétions à Rome
en 1807. La troisième observation surtout en est
une preuve évidente. Après l'engorgement sanguin
de la rate, ce phénomène était le plus fréquemment observé ; il était presque toujours concomi-
tant du premier. Ces concrétions gélatineuses étant
pleines d'une sérosité jaune qui leur donnait la
couleur d'ambre, furent soumises à la pression
entre plusieurs feuilles de papier non collé ; la sérosité fut absorbée, et la concrétion étant apla-
tie, offrit un réseau de fibres longitudinales liées
entre elles par d'autres fibres obliques et plus
minces que les premières. Ce réseau était élastique
dans le sens de sa longueur, beaucoup moins dans
celui de sa largeur ; et avait une résistance plus
forte que la plupart des tuniques des muscles. On
pouvait diminuer son épaisseur en enlevant successivement des lames dont il se composait, et

9

chacune de ces lames offrait la même contexture
fibreuse que le réseau lui-même. Ces concrétions,
du poids d'une à deux onces, avaient des formes
différentes, mais le plus souvent on aurait pu dire
qu'elles avaient un corps et des membres ; le premier, qui aurait pris naissance dans l'oreillette ou
dans le ventricule, ressemblait assez bien à un
jaune d'œuf frais ; et les seconds étaient des pro-
longations modelées sur le calibre des vaisseaux
dans lesquels elles s'étaient formées. Ces concrétions semblaient s'être faites par juxta-position, à
partir du cœur ; car les extrémités étaient moins
membraneuses que le corps, et souvent on trouvait à leur sommet des portions de sang dont la
fibrine retenait encore la partie colorante, mais
qui s'organisait manifestement en faisant suite au
corps ou aux digitations. Quelques polypes de mer
ressemblent assez bien à ces corps de nouvelle
formation, tant par leur forme et par leurs décou-
pures que par leur densité. Cette dernière qualité
était plus sensible lorsque le réseau membraneux
avait été plongé dans l'eau-de-vie pendant quelques
jours. J'ai considéré ces concrétions comme étant
produites par l'agglomération de la fibrine et de
la gélatine du sang ; agglomération qui se faisait
pendant la stase que cette humeur éprouvait, par
les obstacles qui s'opposaient à son libre cours
dans le trépied de la cœliaque.

J'aime à trouver dans le docteur Bally un observateur scrupuleux, et je lui sais gré de m'avoir
fourni, par l'observation de pareilles concrétions,
un fait matériel qui lie la fièvre jaune à l'intermittente pernicieuse, et qui prouve d'autant mieux
l'identité de ces deux fièvres.

Résumé et Conclusion.

Après avoir mis en question si la fièvre intermittente est contagieuse, nous nous sommes proposé d'en établir le parallèle avec la fièvre jaune,
dont la contagion nous est démontrée hors de
doute. Nous avons présenté des considérations générales sur l'identité de nature des miasmes, n'importe qu'ils proviennent de l'évaporation des eaux
corrompues, de la décomposition putride des végétaux, ou des exhalaisons animales. Mais les
miasmes putrides étant la source de toutes les maladies pestilentielles, il s'est présenté une question
beaucoup plus étendue, savoir, s'il y a identité de
nature entre la peste, la fièvre jaune, la fièvre intermittente pernicieuse et le typhus. Dès-lors nos
considérations ont embrassé toutes les régions de
la terre; nous avons considéré ces maladies dans
leurs résidences habituelles, et nous avons trouvé
qu'elles ne sortent de leurs limites naturelles qu'à
la faveur de quelque circonstance extraordinaire,

9*

et qu'alors on peut les considérer comme des
fleuves qui, dans leur cours débordé, laissent des
alluvions morbifiques. A peu de chose près, chacune de ces quatre maladies peut être dite appartenir spécialement à l'une des quatre parties du
monde, ou correspondre à l'un des quatre points
cardinaux de la sphère ; elles sont liées par une
filiation géographique, et se succèdent en suivant
un ordre qui leur est donné par la température de
l'atmosphère. Cette dernière proposition a été prouvée par les faits et par l'autorité des auteurs.

Cependant nous ne nous sommes point abusé
sur la difficulté que présenterait le développement
d'une question qui embrasse toutes les épidémies
pestilentielles. Aussi, renonçant à traiter de la peste
d'orient et du typhus du nord, nous sommes rentré
dans notre sujet, et nous n'avons eu en vue que
d'établir une comparaison exacte entre la fièvre
intermittente et la fièvre jaune, afin de pouvoir
conclure à l'identité d'action de ces deux fièvres,
après avoir démontré leur identité de forme et de
caractère.

A cet effet, nous avons cherché quelles sont les
sources d'où proviennent l'une et l'autre. Nous les
avons trouvées dans les émanations marécageuses,
et particulièrement dans les pays voisins de la mer.
La chaleur de l'atmosphère en étant la cause dé-
terminante, le domaine spécial de la fièvre jaune

a été fixé aux régions équatoriales, et il a été
dit que du 30ᵉ au 40ᵉ degré de latitude, l'occupation appartient autant à l'une qu'à l'autre des
deux fièvres qui sont l'objet de nos recherches ;
après quoi la fièvre intermittente a été trouvée la
seule généralement répandue jusqu'au 55ᵉ degré,
au-delà duquel on ne voit plus ni fièvre jaune ni
fièvre intermittente, mais seulement le typhus.
Nous avons ainsi trouvé une maladie spéciale sous
la zone torride, une autre sous la tempérée, et
une troisième sous la glaciale ; mais en observant
la succession de ces maladies, il a été démontré
qu'elles ne sont que des formes différentes du
même principe morbifique, et cette conséquence
qui est une des bases de notre théorie, a été prouvée par la comparaison des symptômes et des phénomènes morbifiques qui caractérisent les deux
fièvres jaune et intermittente. Cette étude des
symptômes a fait reproduire quelques-uns des
rapprochemens que nous avions déjà trouvés entre
elles et le typhus ou la peste même ; et nos raisonnemens antérieurement émis sur l'identité de nature
de toutes ces fièvres, ont reçu dans cette occasion
un nouveau degré de force et de vérité.

D'après les recherches anatomiques que nous
avons faites, l'engorgement sanguin de la rate a
été le sujet d'une digression épisodique qui se lie
cependant à la symptômatologie des deux fièvres,

et qui fait pressentir de nouvelles vues thérapeutiques qui doivent naître d'un examen approfondi
de la fièvre intermittente. La marche des deux
fièvres a paru être la même, et il a été facile de
prouver, qu'abstraction faite de la température,
elles sont propres à tous les pays marécageux indistinctement, et qu'une chaleur relativement plus
forte, ou semblable à celle des Antilles, nous a
montré la fièvre jaune à Rome, de même qu'une
température moyenne ne donne que la fièvre intermittente entre les tropiques. Sans aller chercher au-delà des mers les causes efficientes de la
fièvre jaune, nous les avons trouvées en Europe,
dans le passage brusque d'une température boréale
à une température australe, cinq degrés R. de
différence étant donnés, ainsi qu'un pays très-
marécageux. L'âge, le sexe, le tempérament et
l'habitude du climat font subir à ces fièvres les
mêmes modifications; et quoique nous ayons posé
en thèse générale, que les indigènes des pays où
ces deux fièvres règnent en sont à l'abri, et non
point les étrangers, nous avons trouvé cependant
qu'elles ne font point d'exception lorsque quelque
accident augmente la virulence des causes qui les
produisent. Examinées sous le rapport du traitement, elles ont offert les mêmes difficultés à
vaincre, et nous ont paru céder aux mêmes
moyens. Enfin l'autopsie cadavérique devait con-

firmer cette identité de nature, en nous montrant
les mêmes désordres physiques; c'est sur quoi la
prompte corruption des cadavres et les traces des
désordres de la circulation du sang n'ont laissé
aucun doute.

Ces recherches nous ont appris qu'en médecine,
comme dans les autres sciences naturelles, on a
beau vouloir individualiser pour mieux connaître,
la nature se joue de nos calculs; elle opère en
grand, d'après des lois immuables, et nous ne dé-
couvrons qu'en petit ce que, bien souvent, nous ex-
pliquons par d'anciennes erreurs. Sous la zone
torride elle fait naître la fièvre jaune et la peste,
dans les contrées basses, humides et chaudes; elle
y produit la fièvre intermittente, à une certaine élévation au-dessus du niveau de la mer; et du sein
des neiges perpétuelles qu'elle entretient sur la
cime des montagnes des Cordillières, elle fait sortir
les causes du typhus catarrhal. Sous la zone torride même, elle nous montre ce qui se passe sous
les autres zones, puisque, à différentes élévations
au-dessus du niveau de la mer, elle y entretient
une température graduée depuis la chaleur la plus
insupportable jusqu'au froid le plus rigoureux.
Les maladies *climatériques* suivent la même progression. Des zones distinctes sont tracées dans le
monde médical comme dans le monde physique;
elles ont, sur les deux hémisphères, leurs paral-

lèles , soit perpendiculaires , soit horizontaux , et
dans ces zones morbifiques la peste et la fièvre
jaune sont la torride ; la fièvre intermittente , la
tempérée ; et le typhus, la glaciale. Mais vouloir
individualiser ces maladies , et les distinguer d'une
manière tranchante , c'est comme si l'on voulait indiquer, mathématiquement parlant, ce qu'on entend
par la ligne équinoxiale , qui , dans ce cas , serait
bornée au point le plus éloigné des deux pôles,
et qui n'aurait aucune étendue. Différens degrés
sont tracés entre ces termes, et remplissent l'im-
mensité de l'espace qui les sépare. Ainsi différens
degrés existent entre les zones des maladies *climatériques*, et l'intervalle qui semble exister entre
la fièvre jaune et la fièvre intermittente , est rem-
pli par des degrés dans lesquels on voit ces deux
fièvres , plus ou moins intenses , se confondre et
montrer qu'elles sont de même nature.

Il résulte du parallèle que nous avons établi
entre les fièvres des deux continens , que la fièvre
jaune n'est pas une maladie *sui generis* particulière à l'Amérique ; qu'elle est congénère de la
fièvre intermittente , et que si la première est contagieuse , la seconde doit l'être également. C'est
ce que nous nous proposons de prouver par les
Recherches suivantes.

SECONDE PARTIE.

De la Faculté contagieuse de la Fièvre inter-mittente.

EXPOSITION.

La seconde partie de ces Recherches étant consacrée à faire connaître ce qu'on doit entendre par *faculté contagieuse* de la fièvre intermittente, sera divisée en trois sections ; dans la première je traiterai de l'origine des virus en général, et de celui de la fièvre intermittente en particulier ; la seconde contiendra les probabilités sur l'existence de ce dernier ; et dans la troisième je tâcherai d'établir une distinction entre la fièvre intermittente contagieuse et celle qui ne l'est pas.

SECTION PREMIÈRE.

De l'origine des Virus en général, et de celui de la Fièvre intermittente en particulier.

On entend par *virus*, des humeurs plus ou moins nuisibles, qui, sorties d'un animal, et trans-

mises, par un moyen quelconque, à un autre animal,
suscitent des maladies conformes à celles qui leur
ont donné naissance; mais la médecine, qui a signalé ces agens de destruction, n'a point encore
de grandes lumières sur leur origine. Les sources
d'où ils proviennent et les élémens qui les constituent sont toujours entourés de ténèbres, et dans
ceci, comme dans beaucoup d'autres choses, la
nature retient le secret de ses opérations. Pour
acquérir quelques connaissances probables, nous
sommes réduits à étudier les phénomènes géné-
raux qui se passent autour de nous. Toutefois on
est forcé de reconnaître que les virus ne se trouvent point parmi les substances premières ou élé-
mentaires dont la nature se sert pour former les
êtres et les composés divers qui remplissent l'univers; ils n'existent primitivement nulle part, tout
nous dit qu'ils sont le résultat d'une ou de plusieurs combinaisons, et que leur formation n'est
que secondaire. Ils ont cela de commun avec mille
autres productions de la nature, dont la formation dépend de la rencontre fortuite des molécules
organiques ou principes constituans; en un mot
ces humeurs, indispensables pour qu'il y ait contagion, résultent d'une opération qui se passe
dans un animal en état de maladie. Nous les distinguons des venins qui se forment dans l'animal
en état de santé, quoique, rigoureusement parlant,

on puisse dire de ces derniers, que leur origine requiert le concours des mêmes circonstances qui produisent les virus. Nous aurons occasion d'en parler dans la suite de ces Recherches.

Les circonstances qui favorisent la formation et le développement des virus sont de deux sortes : les unes, extérieures à l'animal ; les autres, dépendantes de son essence et de son organisation.

Les circonstances extérieures embrassent tout ce qui s'entend de l'atmosphère , de la nourriture et des objets placés à l'extérieur ; mais c'est l'atmosphère qui joue le rôle principal. Dans les pays chauds elle exerce sur les végétaux et sur les animaux une influence très-grande, modifie leur nature , favorise leur propagation , hâte leur accroissement , et les conduit à leur fin avec plus de rapidité que dans les pays du nord. La fécondité de la nature y est toujours balancée par la destruction de ce qu'elle a produit , et la décomposition de tous ces êtres multipliés à l'infini est rendue plus active par leur quantité même et par la chaleur. Plus la chaleur de l'atmosphère est grande , et plus la putréfaction opère en peu d'instans la dissolution de tout ce qui a cessé de vivre. L'homme même, placé dans ces circonstances, ne peut se soustraire à l'entraînement général des êtres organisés vers la destruction. C'est alors que la diathèse putride se joint aux maladies les plus simples, pour les rendre plus meurtrières, et que celles-ci se répandent par contagion.

Mais cette putréfaction et cette prompte décomposition ne reconnaissent point pour cause unique la chaleur; celle-ci, sans l'humidité, ne pourrait point opérer la fermentation. Une atmosphère chaude et sèche dans un pays sablonneux et sec, loin de favoriser la putréfaction, l'empêche au contraire, en absorbant promptement l'humidité des substances. L'expérience a prouvé que les rizières de l'Asie ou celles de l'Egypte causent moins de maladies mortelles que celles du Piémont. C'est encore cette prompte absorption de l'humidité qui fait que, dans les déserts de l'Afrique, dans la Haute-Egypte, par exemple, les cadavres se dessèchent au lieu de pourrir, et forment des momies qui se conservent plusieurs siècles dans ce même pays, au lieu qu'elles dépérissent dans d'autres contrées, ce qui est arrivé à celles qui de nos jours ont été apportées à Paris.

Au contraire, une atmosphère humide et chaude favorise d'autant plus la décomposition, qu'elle soumet davantage les corps vivans à des variations de froid et de chaud, de sec et d'humide. Ceci a lieu particulièrement dans les pays où l'humidité absorbée par la chaleur du jour, et retenue dans l'atmosphère à une hauteur à-peu-près déterminée, retombe nécessairement après le coucher du soleil, ou par les orages, lorsqu'elle n'a pas été chassée par les vents. C'est encore ce qui se passe dans les pays où un ciel serein et la pluie se succèdent plusieurs fois dans le même jour, comme il arrive aux Antilles pendant l'hivernage.

La chaleur et l'humidité servent donc puissamment à la génération et à la destruction de tous les êtres. La vérité de cet axiôme, attestée par tout ce qui existe dans la nature, l'est encore plus par ce qui se passe dans les pays marécageux. Si l'on porte ses regards sur une contrée coupée par des eaux dormantes, ou qu'on parcoure les bords des marais, on y trouvera une multitude étonnante d'insectes et une richesse immense de végétaux. Mais ce spectacle des prodigalités de la nature n'a rien qui attire, et, par une expression qui est particulière à ces mêmes pays, il semble qu'on est averti de s'en éloigner. Le morne silence qui y règne n'est interrompu que par la voix aigre et incommode de quelques oiseaux aquatiques, des animaux amphibies, ou par le sifflement des serpens. On n'y trouve point les oiseaux qui se plaisent dans le voisinage de l'homme, et qui répandent de l'agrément autour de sa demeure. A chaque pas on y rencontre des reptiles dont la vue épouvante, et dont l'approche est trop souvent funeste. Les insectes y fourmillent, et quelques-uns armés d'un aiguillon venimeux, s'en servent contre

l'homme pour lui disputer, en quelque sorte, l'occupation de ces lieux, ou comme pour le prévenir
des dangers qui l'y menacent. Les végétaux y ont
un aspect sinistre, peu de fleurs décorent leurs
tiges, comme si la nature eût jugé inutile de répandre l'agrément d'une riante flore dans des pays
rendus inhabitables par les causes de destruction
qui s'y trouvent réunies. L'air qu'on y respire imprime des sensations qui préviennent sur ses mau-
vaises qualités; l'odorat le distingue de toute autre
espèce d'air, les poumons le reçoivent avec répu-
gnance, ils se resserrent à son approche, et par ce
mouvement instinctif ou de pure perception organique, ils rendent la respiration laborieuse et op-
primée, d'où naît le besoin de faire de grandes ins-
pirations, dont le propre est de fournir à l'absorption
pulmonaire un grand volume d'air hétérogène,
d'exciter aussitôt une douleur sourde vers le centre
phrénique, un sentiment de mal-aise le long de
l'œsophage et à l'estomac, avec disposition aux
éructations infructueuses (1), des frissons dans la
colonne vertébrale, une sensation de froid dans

(1) On pourrait appliquer ici ce que Magendie a dit sur la
déglutition de l'air lorsqu'on éprouve des nausées, et sur les
éructations qui proviennent de la présence de ce fluide dans
l'estomac. Mais la qualité de l'air n'est-elle pas à prendre en
considération, et ne peut-il se faire que les miasmes putrides
des marais se mêlent ainsi au chile, à la bile et aux autres humeurs récrémentitielles ?

les yeux et dans les méninges, la pesanteur du cerveau, une douleur sus-orbitaire et un affaissement
général.

Outre ces effets des pays marécageux, on observe
encore que les insectes et les reptiles y sont plus
venimeux que ceux de la même espèce dans les
pays secs. Il est facile d'en trouver la cause.
Dans la première hypothèse tout ce qui sert à
la nourriture de ces animaux, l'air même, est
entaché du vice de putridité; l'animal n'élabore et
ne touche que des substances en putréfaction, ses
humeurs doivent participer de ce vice, et s'il a le
moyen de se mettre en communication avec un
autre animal, il lui transmettra, bien certainement,
le vice qui est dans ses humeurs et dans toute son
organisation. Il ne serait même pas impossible
que, dans quelques circonstances, les insectes ne
fussent de simples porteurs, ou des inoculateurs de
la matière morbifique qu'ils auraient prise sur
d'autres insectes ou sur des cadavres pourrissant
dans la vase ou au bord des eaux (1). C'est ce qu'at-
testeraient les pustules malignes qui se forment à
l'endroit où l'on aurait été piqué par un moucheron,
par une guêpe, ou par tout autre insecte,

(1) Telle est l'opinion de M. Amoreux, de Montpellier, natu-
raliste très-judicieux, que j'ai suivi, avec beaucoup d'intérêt,
dans quelques-unes de ses incursions aux environs de Montpellier, et surtout à Maguelone.

ainsi que ces tumeurs phlegmoneuses ou érythé-
mateuses qu'on observe à la face ou aux mains,
parties du corps qui sont les plus exposées à leur
aiguillon. Ce dernier moyen de contagion, non
moins admissible que le premier, est comparable
aux piqûres d'aiguilles ou d'instrumens aigus, qui
sont suivies de pustules malignes chez les hommes
qui touchent les cadavres ou les peaux d'animaux
morts de maladies virulentes. Ce moyen trouvera
plus de crédit, s'il est vrai, comme quelques médecins l'ont assuré, que les puces et les autres insectes qui vivent en parasites sur le corps de
l'homme, peuvent propager, par leurs piqûres,
les maladies qui règnent dans les hôpitaux ou dans
les prisons. Je n'ai point constaté ce fait par ma
pratique ; mais j'ai vu que les piqûres de puces se
changeaient en pétéchies dans les épidémies de
typhus; ce qui m'a porté souvent à soupçonner que la
cause de la maladie avait été introduite par ce moyen.

Une saison chaude et pluvieuse est propre à favoriser la pullulation des insectes, de même que
cette pullulation est extrêmement active dans les
contrées naturellement humides et chaudes, ainsi
qu'il vient d'en être question. Dans l'un et l'autre
cas, ces insectes, la même espèce étant donnée,
seront venimeux; il n'en sera pas de même de ceux
qui habiteront les pays sains. Le moucheron ou
cousin (*culex*), insecte fort répandu, servirait à

prouver ce que j'avance. Nous savons, par M. Leblond, que le scorpion et la scolopendre, insectes si
redoutables dans la région chaude des Cordillières,
qui est aussi la plus marécageuse et la plus insalubre, perdent leur faculté venimeuse dans les
autres régions, où leur morsure est à-peu-près sans
effet. Qui pourrait révoquer en doute que la taren-
tule ne soit venimeuse que parce que le pays de
Tarente est marécageux et malsain? Quelques cantons de l'Amérique équatoriale sont peuplés de
serpens si redoutables et si nombreux, que l'homme
n'ose y fixer sa demeure, et qu'il en est même chassé
par ces reptiles. N'est-ce pas aussi à l'influence de
la chaleur et de l'humidité que les insectes venimeux dont parle M. Moreau-de-Jonnès, et sur-tout
le serpent trigonocéphale, ou vipère fer-de-lance,
de la Martinique, doivent ce venin, qui, porté sur
l'homme, cause le sphacèle des membres et la mort
même en quelques heures? Il est donc prouvé que
la faculté donnée par la nature à quelques animaux,
de produire certains venins, est singulièrement
développée dans les pays chauds et marécageux,
ou dans les saisons de l'année chaudes et humides;
ce qui semblerait mettre la nature vivante sous
l'empire de ces mêmes circonstances. Le célèbre
peintre des *Saisons* a dit, avec moins de fiction
poétique que de vérité : « Dans la malheureuse
» Guinée, le soleil regarde tristement ce monde

10

» noyé par les pluies équinoxiales; il en attire
» l'odeur infecte, et il naît un million d'animaux
» destructifs de ces marécages malsains où la pu-
» tréfaction fermente. Dans l'ombre des bois, re-
» traite affreuse enveloppée de vapeurs et de cor-
» ruption, et dont la sombre horreur ne fut jamais
» pénétrée par le plus téméraire voyageur, la puis-
» sance des maladies pestilentielles établit son em-
» pire; des millions de démons hideux l'accom-
» pagnent et flétrissent la nature; fléau terrible qui
» souffle sur les projets des hommes, et change en
» une désolation complète les plus hautes espé-
» rances de leur orgueil. » (1)

Tout ce qui est des pays marécageux et chauds
forme donc un ensemble qui n'est que putréfaction; l'organisation et la vie n'en exemptent point
les êtres qui, plongés constamment dans une atmosphère putride, en repousseraient vainement la funeste influence. Tout ce qui sert d'aliment à la
putréfaction, et tout ce qu'elle produit, devient leur
pâture forcée, et s'identifie tellement avec leur organisation, que les végétaux en sont rendus plus
vénéneux, et que des animaux, dont la morsure
était innocente partout ailleurs, y deviennent extrêmement redoutables. Comment expliquera-t-on ces
qualités pernicieuses acquises par ces végétaux et par

_____

(1) Thompson, *Poëme des Saisons.*

ces animaux, si l'on ne reconnaît qu'il se passe en eux
un travail d'élaboration qui produit la matière véné-
neuse ? Cette matière, portée sur d'autres animaux,
troublera leurs fonctions, et leur donnera des maladies plus ou moins graves, selon qu'il y aura plus ou
moins d'affinité entre ces venins et l'organisme des
êtres vivans. C'est dans de telles circonstances que
se forment les virus auxquels nous assignons une
origine spontanée, quoique l'opinion de plusieurs
médecins modernes soit contraire à cette manière
de voir (1). Sous le nom de virus nous comprenons

(1) L'homme s'aveugle sur ce qui le touche. Son erreur vient
du sentiment qui le domine, par lequel il est porté à croire que
tout ce qui est bien dans ce monde est son partage, et qu'il peut
maîtriser ou refréner toutes les causes qui sont contraires à cet
état de bien. Il doute de la contagion d'une maladie parce qu'elle
fait supposer une force supérieure à ses moyens, et que sa vanité
s'en offense. On ne veut point admettre des maladies virulentes
spontanées, parce que cela dérange les calculs de quelques
hommes qui jugent des phénomènes du monde entier dans la
sphère de leur cabinet. De ce qu'une fièvre ne sera pas contagieuse à Paris, s'ensuit-il qu'elle ne doive pas l'être à Rome,
en Afrique ou en Amérique ? Et parce que toutes les causes des
maladies sont dans un terme moyen à Paris, s'ensuit-il qu'on
doive y voir tout ce qui est extrême ? C'est comme si l'on soute-
nait que certains arbres d'Afrique ou d'Amérique ne produisent
pas de fruit, parce que ceux de la même espèce qui sont au
Jardin des Plantes de Paris n'en rapportent pas. Les épizooties
sont contagieuses dans les pays chauds, et rarement dans ceux
qui sont tempérés ; elles naissent spontanément dans les premiers, elles sont importées dans les autres. L'hydrophobie ca-
nine est sporadique dans le midi de l'Europe, et s'y répand par

non-seulement la matière qui produit les maladies virulentes connues, mais encore celle qui rend contagieuses certaines fièvres épidémiques.

Les circonstances qui tiennent à l'organisation et à l'essence même de l'animal concourent, avons-nous dit, à la formation et au développement des virus. Quoique la force du principe délétère qui sort des marais soit très-grande, on la voit néanmoins subordonnée à l'organisation et aux habitudes des êtres doués de vie. Chaque espèce ayant reçu de la nature une organisation et des fonctions qui lui sont propres, est aussi modifiée d'une manière spéciale par les causes externes ; elle élabore diversement des autres espèces, et cette élaboration diverse donne lieu probablement aux différentes espèces de virus (1). Le nombre de ces der-

contagion, tandis qu'elle a régné épidémiquement en 1783 aux Indes occidentales entre les tropiques, et que les chiens qui y arrivaient ne tardaient point à en être attaqués sans avoir communiqué avec les chiens malades. C'est ce qu'on lit dans Moseley. Voyez à *Treatise on tropical diseases*. London, 1787.

(1) Pour étayer ce raisonnement, on pourrait dire qu'il est facile de distinguer les animaux à l'odeur, non-seulement de la transpiration, mais même des excrémens, ou bien encore à la forme et à la couleur de ces derniers, quoique les espèces qui offrent ces différences se nourrissent des mêmes alimens. Tout le monde sait qu'une écurie de chevaux n'a jamais l'odeur ambrée que l'on trouve dans celles de bœufs ou de vaches, et que les excrémens du chien, du chat, et de l'homme même, se font distinguer par une odeur particulière à chacun d'eux, quoiqu'ils proviennent des mêmes alimens.

niers est d'autant plus grand que les espèces ont
entre elles des rapports de structure plus variés,
et d'autant moindre que ces espèces ont des habitudes et une organisation analogues : de sorte que
les mêmes eaux, le même air et les mêmes alimens dépravés, ne servent qu'à développer une
disposition naturelle et spéciale, qui est aussi nécessaire pour la formation spontanée des virus,
que les germes préexistans le sont pour les êtres
doués de vie, soit végétale, soit animale; c'est ce
que Mercatus a voulu exprimer lorsqu'il a dit :
« *Est etiam ab affectis corporibus non vulgaris*
» *differentia, cùm pestis variis rerum generibus*
» *infesta sit; ita ut aliquandò inter animalia ,*
» *solùm armenta constat petiisse , non nunquàm*
» *aves, ac interim pisces, quin etiam et fruges*
» *ac omne stirpium genus.* » On pourrait en lire
autant dans Thucydide , dans Lucrèce et dans
Fracastor.

Cette aptitude spéciale proclamée par Hippocrate (1), et confirmée par Lancisi (2), est démontrée par l'observation. En effet, certaines maladies
virulentes ne sont propres qu'à certaines familles

(1) Lib. *De flatibus.* — *At fortassè dicet quispiam; cur
igitur non cunctis animalibus , sed alicui ipsorum generi con-
tingunt tales morbi? Cujus rei causam esse dixerim , quòd
corpus à corpore, natura à naturâ, alimentum ab alimento
differt.*

(2) *De Bovillâ peste.*

de quadrupèdes ; savoir : l'hydrophobie, aux car-
nassiers ; le typhus épizootique, aux bêtes à cornes ;
une sorte de petite vérole, aux animaux à grande
fourrure ; la gale, à ceux qui ne suent point ; la
pustule maligne, aux ruminans, etc., parce que
les individus qui composent ces familles ont une
organisation qui favorise le développement de tel
virus préférablement à tel autre, c'est à-dire qu'il
y a en eux (pour me servir d'une expression qui
rende mon idée) une matière qui, en se combinant
avec celle des causes externes ou communes,
compose le virus. Celui-ci n'est qu'une excrétion, soit naturelle, soit morbifique, qui résulte d'un travail intérieur plus mystérieux pour
nous que celui des sécrétions et des excrétions naturelles du corps. Cette aptitude spéciale ou des
familles, qui serait mieux désignée si on l'appelait germe des maladies virulentes, est prouvée
par l'extinction de ces mêmes virus lorsqu'ils sont
portés sur des individus étrangers à la famille
d'où ils tirent leur origine ; c'est ce qui a lieu dans
les animaux ruminans qui ne communiquent pas
l'hydrophobie, qui se serait développée chez eux à
la suite des morsures faites par un chien ou par
un loup enragé. Schnurrer assure aussi, quant à
l'homme, que l'hydrophobie qu'il acquiert « ne
» peut pas introduire dans son organisme la fa-
» culté de sécréter, dans le cours de la maladie,

» une matière capable de produire la même affec-
» tion chez d'autres individus (1). » Cette extinction
du virus hydrophobique dans l'animal ruminant,
et dans l'homme même, est une très-grande preuve
de la nécessité des conditions tirées de l'organisation pour la formation et le développement des
virus contagieux, et se lie au grand principe qui
consacre l'impuissance des causes morbifiques lorsqu'il n'y a point de disposition naturelle. *Causæ
occasionales non agunt, nisi in prædispositis.*

J'ai rapporté dans mon mémoire sur l'*Origine
des Virus*, qu'une épizootie qui avait fait périr
beaucoup de chats avait épargné les chiens ; cependant ces animaux avaient tout en commun. Je lis
aussi, dans une notice sur la *Topographie physique et médicale de Rosette*, par L. Frank (2),
que les buffles, qui vivaient pêle-mêle avec les
bœufs et les vaches, ne ressentirent rien d'une
épizootie qui fit périr beaucoup de ces derniers.
Le baron Des-Genettes rapporte aussi que des
chiens qui se nourrissaient des cataplasmes qui
avaient recouvert les bubons pestilentiels, ne ma-
nifestèrent aucune apparence de maladie. Ces faits
ne confirment-ils pas notre opinion sur l'aptitude
des familles d'animaux à certains virus, et sur l'im-

(1) Voyez son *Traité des Epidémies et des Contagions*, traduit de l'allemand par MM. Gasc et Breslau. Paris, 1815.

(2) Voyez cette notice dans la *Relation Médicale de l'armée
d'Orient*, ouvrage cité.

puissance de ces derniers lorsqu'il n'y a point de disposition naturelle ?

S'il est permis de se soustraire pour un moment aux grands principes de philosophie et de morale, et de distinguer l'homme de l'homme même, nous trouverons cette différence et cette spécialité entre l'homme blanc et l'homme noir. La propagation de la vaccine sur la côte de Coromandel a fourni au docteur Scott l'occasion d'observer et de constater, que l'inoculation du virus vaccin a très-bien réussi sur les blancs, dont le nombre de vaccinés est porté par les journaux à quarante mille ; mais qu'elle a présenté de telles anomalies sur les nègres, qu'on a dû la répéter jusqu'à cinq fois pour obtenir des pustules vraies. Ceci prouve que les virus agissent d'autant mieux qu'il y a plus d'identité de nature entre les individus. La difficulté qu'on a éprouvée à faire réussir la vaccination chez les nègres, étant rapportée pour prouver que les virus n'agissent qu'à la faveur de l'aptitude spéciale des êtres vivans, est d'autant plus digne de remarque, qu'il n'y a pas une grande différence d'organisation entre l'homme blanc et l'homme noir, et qu'à proprement parler, cette différence n'existe que dans les habitudes.

Les recherches qui ont précédé ces considérations zoologiques, ont bien prouvé qu'il y a quelque chose de délétère dans les vapeurs qui s'élèvent

des marais ; mais cela a été constaté dernièrement par M. Rigaud-de-Lile, qui a condensé ces
mêmes vapeurs dans les marais du Languedoc et
de la Provence, au moyen d'un hygromètre, et
qui a recueilli plusieurs bouteilles d'eau résultant
de cette condensation (1). Une brebis à laquelle il
a fait boire un tiers de litre de cette eau trois jours
de suite, a eu une forte fièvre le second jour, s'est
rétablie de cette indisposition ; mais au bout de
quelques semaines elle est devenue languissante et
maladive. On l'a abattue, et l'on a trouvé ses viscères à-peu-près dans le même état que dans la
maladie dite *pourriture*. La fièvre que cette brebis
éprouva le deuxième jour n'était point une intermittente, parce que cet animal n'a point une organisation ni des habitudes semblables à celles de
l'homme auquel cette fièvre est réservée spécialement ; mais on ne peut y méconnaître l'effet des
vapeurs miasmatiques des marais, indiqué par une
maladie particulière à l'espèce. Si cette expérience
eût été faite sur l'homme, elle aurait donné lieu,
vraisemblablement, à une fièvre intermittente.

On trouve, parmi les animaux, des espèces qui
sont sujettes, non-seulement à une maladie virulente, mais même à plusieurs ; et il est à remar-

(1) Voyez la *Bibliothèque Universelle*, mois de mai 1816. C'est
cette même eau dont nous avons rapporté l'analyse faite par
Vauquelin.

quer que cette pluralité est en proportion des relations de l'individu avec un plus grand nombre de
causes extérieures, et de ses rapports d'organisation avec les êtres naturellement sujets à ces maladies. Nous démontrerons bientôt que les animaux
sauvages en souffrent moins que les animaux domestiques, et ceux-ci encore moins que l'homme;
ce qui nous fera trouver une gradation naturelle
dans cette aptitude aux maladies virulentes.

S'il est vrai que chaque famille soit sujette à une
ou à plusieurs maladies virulentes, et inaccessible
à d'autres, nous sommes autorisé à tirer cette conséquence, que l'atmosphère, c'est-à-dire tout ce qui
est à l'extérieur de l'animal, contient les causes oc-
casionnelles des virus, et que les causes formelles
en sont dans les individus.

Nous sommes arrivé à cette partie de notre travail, où, mettant à profit les connaissances que
nous a fournies l'examen de ce qui se passe dans les
animaux habitans des pays marécageux, nous devons les reporter à l'étude de ce qui a lieu dans
l'homme. Ce dernier sera-t-il moins sujet que les
animaux à l'influence des miasmes et des causes
des virus? Son organisation, son intelligence, sa
raison et la perfection de son être peuvent-elles lui
en donner l'immunité? Rien ne le met à l'abri de
cette funeste influence; nous allons voir au contraire que les qualités qui le font distinguer de la

brute, servent à le rendre plus sujet aux maladies virulentes.

Les causes formelles que nous disons appartenir à l'être vivant, sont d'autant plus multipliées, que l'être lui-même entretient des rapports plus nombreux avec les objets extérieurs pour satisfaire ses besoins et ses goûts ; elles sont d'autant plus rares, que ses rapports avec ces mêmes objets sont plus limités, et plus conformes au genre de vie réglé d'après les lois de la nature. Les animaux sauvages, libres dans le choix de leur habitation, s'éloignent des marais et se plaisent sur les montagnes ; ils ne sont point sujets aux épizooties, et ne trouvent la mort que dans un âge très-avancé, dans les piéges qu'on leur tend, ou par la voracité de leurs ennemis naturels. Les domestiques, au contraire, ne pouvant pas suivre leur instinct, vivant en grand nombre dans des enceintes beaucoup trop limitées, exposés aux alternations de froid et de chaud, et aux répercussions de la transpiration dans les travaux forcés ; asservis à la volonté de l'homme pour leur nourriture et pour leur exercice, s'éloignent de l'état de nature et deviennent sujets aux maladies épizootiques et contagieuses. Parmi ces derniers, ceux qui se rapprochent le plus de l'homme par leur structure, ou ceux qui partagent ses habitudes, tels que le chien, le chat, le singe, etc., sont aussi ceux qui participent le plus aux maladies

virulentes auxquelles il est sujet. Viborg, selon ce
que rapporte Schnurrer, ayant inoculé la matière
de la variole à deux singes, fut témoin de la fièvre
de ces animaux : l'un d'eux en mourut, et l'autre
eut une éruption de forme variolique. Les observations du professeur Waldinger, de Vienne, faites
sur quarante chiens enragés, nous ont appris que
ceux de ces animaux qui partagent les alimens de
leurs maîtres ainsi que leur abri, sont extrêmement sujets à l'hydrophobie spontanée, au lieu que
les chiens de chasse ou de boucher en sont ordinairement exempts. Il en attribue la cause aux alimens épicés dont les premiers se nourrissent. Il
pense que ce genre de vie établit peu à peu la disposition à l'hydrophobie, disposition qui peut être
mise en mouvement par une forte passion ou par
une saison très-chaude. Pour étayer l'opinion du
professeur de Vienne, nous ajouterons que le chien,
le chat, le singe et la chèvre domestique sont sujets à la gale, à la syphilis, au typhus, à la goutte,
à la paralysie, aux convulsions, aux catarrhes, etc.,
comme l'homme, et qu'il n'en est pas de même
des animaux qui servent à la culture des terres.

Les animaux que l'homme a appliqués à ses besoins, et surtout ceux qu'il a associés à ses habitudes, sont donc susceptibles d'éprouver quelques-
unes des maladies auxquelles il est lui-même sujet;
et, en étendant cette considération zoologique, on

arrivera à se convaincre que le nombre des maladies virulentes de chaque espèce s'accroît en raison
des relations de commerce et de société; réflexion
affligeante, mais vraie; communauté fatale qui pèse
plus particulièrement sur le plus parfait des êtres
vivans, sur celui pour qui la société est devenue
indispensable, et qu'il regarde comme le palladium
de son bonheur.

Combien il est affligeant de voir l'homme sujet
à toutes les maladies qui sont particulières aux
autres espèces d'animaux! Est-il entré dans les vues
du Créateur de lui répartir la somme de tous les
maux? Rien de tout cela n'était prévu; les élémens
des virus ne se sont réunis qu'à la faveur des circonstances fortuites. Tous les virus sont spontanés
dans le premier sujet qui en souffre. Si l'on ne rai-
sonnait ainsi, on ne pourrait pas expliquer pourquoi
des troupeaux enlevés aux rians vallons des pays
montagneux où ils ne connaissaient point les maladies, étant conduits sur des terrains marécageux,
y souffrent aussitôt de la pustule maligne, de la
maladie dite pourriture, du typhus, etc., maladies
contagieuses; mais les mêmes causes qui donnent
ces maladies à ces animaux, les produisent aussi
chez l'homme; ou bien, dans les mêmes circonstances, elles lui donnent une fièvre intermittente
qui est une affection particulière à son espèce. Doit-
on supposer que cette fièvre, qui est née des mêmes

causes que l'anthrax et le typhus des animaux, soit
dépourvue du caractère contagieux qui distingue
ces dernières maladies ?

Pour prouver que l'état de société, s'entend de
société dégénérée, contribue au développement des
maladies virulentes, nous dirons, avec les historiens
de la peste, que l'Égypte n'a été fortement ravagée
par ce fléau qu'à l'époque de la décadence de cet
empire. Lorsque cette contrée était dans toute sa
splendeur; que les canaux de dégorgement des
eaux étaient entretenus; que l'opulence générale
contribuait à la salubrité et à l'élégance des villes
et des habitations des particuliers; que les lois, la
religion et les mœurs étaient assez fortes pour persuader aux citoyens ce qu'ils devaient faire pour la
prospérité publique; alors, dis-je, la peste était
très-rare en Égypte. Mais tout est changé dans ce
pays qui fut le berceau du monde civilisé. Les habitans y vivent dans l'abjection et dans la misère;
au lieu de maisons, ils habitent des huttes où ils
sont pêle-mêle avec leurs bestiaux, et ils n'ont
retenu de leur civilisation ancienne, que l'habitude
d'être réunis et fixes dans des villes; habitude
d'autant plus funeste pour eux, que la police de
ces mêmes villes étant perdue, ils y vivent dans la
saleté, que la campagne se couvre de marais, que
l'industrie y est remplacée par la paresse, et que
tout ce qui constitue la société dégénérée s'y trouve

réuni. Voilà, sans doute, des causes évidentes de l'insalubrité du pays et des habitations particulières, et voilà aussi ce qui produit la peste. Placez ces mêmes causes en Amérique, et vous aurez la fièvre jaune; placez-les dans l'Europe méridionale, et la fièvre intermittente ne tardera pas à paraître, et dans le nord elles ne manqueront pas de susciter le typhus contagieux.

Pourquoi, ainsi que nous l'avons dit il n'y a qu'un instant, l'homme participe-t-il à toutes les maladies des animaux domestiques; et pourquoi, encore, est-il spécialement sujet à la fièvre inter- mittente? Il me semble facile de répondre à cette question, non-seulement par les raisons déduites de son organisation, comme nous le verrons plus tard, mais même en le considérant d'une manière moins physiologique. En effet, l'homme s'étant mis en communication avec toute la nature par ses goûts, ses liens sociaux, ses besoins, ses passions, ses habitudes et ses plaisirs, s'est rendu commun tout ce qui est particulier à certains animaux. Il a modifié son essence naturelle; de simple qu'elle était, il l'a rendue extrêmement compliquée : ex- cessif dans ses passions, intempéré dans sa table, il met à contribution les quatre parties du monde pour flatter ses sens et accroître ses jouissances ; aujourd'hui il trouve son bonheur dans la plus molle indolence, et demain il se livrera aux plus

grands exercices : à la chasse, par exemple, il pas-
sera, couvert de sueur, de la montagne à la plaine,
parcourra les marais, en franchira les bords,
traversera les lacs, s'exposera à tous les dangers
de l'intempérie, et cet être raisonnable fera tout
ce que l'instinct défendrait à l'animal le moins
intelligent; en un mot, éloigné de l'état de nature, l'homme n'écoute plus que ses passions;
devenu le centre de l'univers, il veut en recueillir
tous les biens; mais il en reçoit aussi tous les maux;
son ambition le portant vers les découvertes les
plus périlleuses, a procuré aux Européens, avec les
saintes antiquités de l'Egypte et avec les productions de l'Asie, la peste, la rougeole, la petite-vérole et la lèpre; avec les douceurs de l'Amérique,
la maladie vénérienne; avec l'or du Mexique et du
Pérou, la fièvre jaune; enfin, ces maladies, qui
étaient inconnues à nos aïeux, se sont tellement
identifiées avec notre organisation, que nous en
portons les germes en venant au monde, et que
nous leur payons un tribut inévitable. C'est ainsi
que, par une succession bien déplorable, nous
avons une disposition naturelle à ces maladies, disposition qui a été primitivement acquise (1). C'est

(1) La facilité avec laquelle la fièvre jaune s'est répandue plusieurs fois en Espagne, dans l'espace de cinquante ans, semblerait
autoriser à croire que les premières atteintes de cette maladie ont
laissé dans les habitans une disposition naturelle qui se transmet
de père en fils, comme celle de la petite-vérole ou de la rou-

dans de telles circonstances que nous avons acquis
aussi la disposition à la fièvre intermittente (1); et
si nous pouvions pénétrer dans les siècles à venir,
nous y découvririons peut-être d'autres maladies
virulentes, qui, tôt ou tard, viendront à affliger
notre espèce.

Je ne suis pas éloigné de croire qu'il ne puisse
y avoir des maladies qui résultent des combinaisons binaires des virus. On est conduit à cette idée
lorsqu'on réfléchit sur les maladies virulentes de
l'homme pendant les siècles passés, maladies dont
on trouve à peine quelque vestige, et sur ce que, de
nos jours, il existe d'autres maladies contagieuses
que l'on ne connaissait pas autrefois. Ce que nous
dirons bientôt de l'extinction de la lèpre et de l'origine de la siphilis en Europe, viendra à l'appui de
cette conjecture.

A ce que nous avons dit de l'homme qui s'éloigne
de l'état de nature, opposera-t-on que celui qui
passe sa vie dans le paisible séjour des champs n'est

geole. A l'appui de cette façon de penser, on pourrait demander
pourquoi cette contrée ne fut point affligée de cette fièvre dans
les siècles qui suivirent la découverte du Nouveau-Monde. Avait-
elle alors moins de communication avec lui ? Je crois le contraire.

(1) Si l'on doit en croire un médecin espagnol, le docteur don
Grégor. Bannarez, cette fièvre était inconnue autrefois dans les
provinces de Rioxa, de Biscaye et des Asturies, au lieu qu'elle
s'y propage considérablement aujourd'hui. Voyez *Memoria sobre
las ventajas y utilidades de la quina*. Madrid, 1807.

11

pas mieux à l'abri des maladies virulentes que le premier? Mais y a-t-il deux genres d'hommes dans un pays donné? Les conditions diverses n'en font point des espèces différentes. Tant d'occasions rapprochent les humains qui vivent en société et leur font mettre en commun ce qui, primitivement, était particulier à quelques-uns d'entre eux, qu'il est permis de croire que tous participent à la communauté des causes qui donnent les germes des maladies. Nous les recevons de nos parens, ces germes, nous pouvons les porter impunément toute notre vie, les transmettre même, et leur faire traverser plusieurs générations sans qu'ils se soient développés, parce que les circonstances favorables auront manqué.

Cependant il y a quelque chose à dire sur le croisement des races, s'il est permis de s'exprimer ainsi à l'égard de l'homme considéré comme habitant des différentes régions du globe. Ce croisement, favorisé par le commerce, les émigrations, les découvertes de nouveaux pays et par la soif des conquêtes, contribue non-seulement à propager les germes des maladies, mais même à en produire de nouveaux. J'ai lu, je ne sais dans quel auteur, car il y a long-temps que ce fait est dans ma mémoire, que les paysannes de la Savoie, qui vont à Lyon pour y être domestiques, étant ordinairement fraîches et bien portantes, s'y marient bientôt avec des Lyonnais, et que les enfans qui en proviennent sont très-sujets aux scrophules; cependant on ne trouve aucune trace ni apparence de cette maladie chez le père ni chez la mère, et elle pourrait bien naître d'un virus binaire, fruit de la rencontre des deux époux entre lesquels il n'y a point identité de nature, étant originaires de pays dont le climat est différent, et ayant été diversement modifiés par le genre de vie (1). Combien de mélanges de cette sorte s'opèrent sur la terre! et combien de maladies ne pourrait-on pas prévenir, si les convenances physiques voulues pour le mariage étaient parfaitement connues! Je suis persuadé que les maladies cancéreuses peuvent être généralement rapportées à cette origine.

Un exemple frappant de ce que peut le croisement des races pour la production des maladies virulentes nouvelles, pourrait être tiré de l'origine de la siphilis en Europe. A l'époque où cette maladie s'y répandit, on vit disparaître la lèpre, qui y était tellement commune, que dans le treizième siècle on comptait, en France seulement, deux mille léproseries, et vingt-deux mille dans toute la chrétienté. Dans les premiers temps, la

(1) Je ne serais pas étonné, si quelqu'un disait qu'en pareil cas le vice scrophuleux était latent chez la mère montagnarde, et le vénérien chez le père, chose probable dans un habitant de Lyon, et que ce dernier virus a donné à l'autre l'activité dont il manquait, activité qui a été favorisée par le peu de résistance vitale chez les enfans.

11*

vérole eut la forme de la lèpre, qu'elle n'a plus, ou
que très-rarement aujourd'hui (1), et je suis porté
à croire que cette nouvelle maladie fut produite
par la rencontre des virus du pian et de la lèpre,
qui, en se neutralisant, donnèrent lieu à une maladie de nouvelle création. Le baron Larrey a
voulu nous dire, sans doute, que la siphilis et la
lèpre sont liées par des rapports naturels, lorsqu'il
a écrit que les maladies vénériennes dégénérées et
les dartres semblent disposer à la lèpre : plus loin
il ajoute que les travailleurs aux rizières, et les
habitans des pays marécageux, sont sujets à l'élé-
phantiasis. Nous trouvons dans cette dernière
assertion une nouvelle preuve en faveur de la
variété des maladies virulentes qui peuvent être
produites par les pays marécageux. M. Moreau-
de-Jonnès a dit aussi que la grande tendance des
mouvemens vers la peau, effet inévitable des pays
humides et chauds, engendre plusieurs maladies
de cet organe, et particulièrement qu'elle leur
donne la forme éléphantiasique.

Il semble donc que les virus se neutralisent les

(1) J'ai trouvé encore quelques lépreux parmi les juifs établis
à Rome, où ils sont renfermés, au coucher du soleil, dans une
enceinte de murailles dite *il Chetto*, fort petite pour leur
nombre, et où ils vivent très-salement. Ces causes peuvent entre-
tenir la lèpre ; mais la plus sûre, selon moi, est que leur religion
défendant de se marier hors d'elle, empêche par cela même
le croisement des races. On dit que la lèpre règne encore à Martigues, en Provence, ville très-sale et entourée de marais.

uns les autres, et à cet égard nous dirons avec le
docteur Pâris (*Mémoire sur la Peste*), qu'un pestiféré placé dans une maison où la variole règne,
ne donne sa maladie à personne, et que les épidémies de variole sont comme des barrières qui sé-
parent et abritent de l'infection pestilentielle les
pays qu'elles occupent. Quelle conséquence peut-
on en déduire, sinon, que la variole et la peste
étant congénères, ne peuvent point exister en même-
temps, l'une effaçant l'autre nécessairement, parce
que l'épidémie ayant une force supérieure, entraîne dans sa marche toutes les maladies qui ont
avec elle des rapports d'origine et de nature. Mais
cette considération peut s'étendre beaucoup plus
loin, et peut embrasser toutes les épidémies contagieuses. Outre ce que nous venons de dire de la
variole et de la peste, et ce que nous pourrions
ajouter en rappelant les précieux effets de la vaccine contre la variole, nous exposerons, d'après
Thucydide, que la peste d'Athènes étouffa le germe
des autres maladies; d'après Sydenham, qu'elle détruisit, pour plusieurs années, la disposition aux
fièvres intermittentes; d'après Lancisi, que l'épidémie de fièvre intermittente, de 1695, à Rome,
absorba toutes les autres maladies de la saison;
d'après plusieurs auteurs, que le pian et la maladie
vénérienne préservent de la fièvre jaune; d'après
le docteur Valentin, que la scarlatine, la rougeole,

la dysenterie et le cholera-morbus qui régnaient à Boston, cessèrent leurs ravages au mois d'août, époque à laquelle la fièvre jaune se répandait avec force ; enfin nous dirons, d'après notre propre observation, que le typhus, quelque violent qu'il fût dans certains hôpitaux où nous avons exercé, épargnait ordinairement les salles des galeux et des vénériens, et que la gale préservait de la fièvre intermittente, ou devenait le moyen naturel de guérison de celle-ci. Il semble prouvé par tous ces faits, que les virus sont doués d'une force d'attraction et de répulsion qui tend à les combiner pour en former de nouveaux, ou à les faire combattre les uns par les autres pour les détruire. L'examen de cette question serait superflu ici, mais il me paraît digne de l'attention des médecins observateurs.

Les transmigrations d'hommes démontrent quelquefois la durée d'un type morbifique originel donné par le climat natal. J'en trouve une preuve non douteuse dans les nègres originaires de la Guinée qui sont transportés en Amérique ; ils n'y souffrent pas de la fièvre jaune, mais ils continuent d'être attaqués du *ver de Guinée*, ou dragonneau, maladie dont nous avons parlé dans la première partie de ce travail, et qui diminue beaucoup le prix de ceux qui y sont sujets ; au lieu que cette même maladie épargne les nègres qui naissent en

Amérique et ceux qui viennent des autres parties
de l'Afrique, à moins qu'ils ne la reçoivent, par
contagion, de ceux qui sont venus de la côte de
Guinée. Cette communication, qui paraît fort singulière, a lieu néanmoins ; c'est ce qui a été démontré à
J. Mac-Grégor, nous l'avons déjà rapporté ; et ce
qui a été également observé à Curaçao par Rouppe,
qui a constaté qu'elle se propageait parmi les marins même, et dans certaines familles où elle avait
été introduite par des nègres de Guinée. Quelques-
uns des nègres africains, sortis sans doute des peu-
plades où le pian est endémique, en portent le
germe en Amérique et l'y propagent par contagion. Telle est peut-être aussi la source de la maladie vénérienne, qui, ainsi que nous venons de
le dire, ne serait qu'une modification du pian par
le croisement des races.

On serait également fondé à attribuer le développement de certaines fièvres contagieuses, à la
rencontre d'hommes nés sous des latitudes très-
différentes. On aurait de là peine à détruire dans
l'esprit des colons américains, qu'il suffit de l'arrivée d'un vaisseau anglais, et que son équipage
aille à terre, pour y faire naître la fièvre jaune. De
Humboldt a donné quelque fondement à cette
idée, lorsqu'il a dit : « Le *vomito prieto* ne s'est
» pas montré jusqu'ici sur les côtes occidentales
» de la Nouvelle-Espagne, » ce qu'il explique en

disant que si elles étaient visitées par un plus grand
nombre d'Européens, ou d'habitans du plateau du
Mexique, les fièvres bilieuses y dégénéreraient bien
tôt en fièvre jaune. On peut supposer que la fièvre
pestilentielle qui fut si fatale à notre armée en
Egypte, dut son développement à la communication qui s'établit entre les Egyptiens et les Français. Ceux-ci étant moins prémunis contre la maladie que les habitans, en souffrirent les premiers,
tandis que, selon le baron Des-Genettes, les Mu-
sulmans, les Juifs et les Chrétiens, qui forment la
grande population d'Alexandrie, ne ressentaient
point l'atteinte de l'épidémie. La prise de posses-
sion de la Martinique par la France, dans ces derniers temps, ayant nécessité l'envoi de troupes
non acclimatées, et y ayant attiré en même-temps
beaucoup de personnes adonnées au commerce, a
été suivie d'une épidémie de fièvre jaune, qui a
été d'autant plus violente que le nombre des étrangers a été plus considérable; et, ce qui est extraordinaire, c'est que les anciens Colons même et des
hommes de couleur en ont souffert. Même chose
arriva en 1793 et 1794 à la Grenade et à la Domi-
nique, où se retirèrent les Français qui cherchaient
à se soustraire aux troubles qui régnaient à la
Guadeloupe et à la Martinique. Cette assertion est
donnée par Savarésy, qui dit : « Ce qui est parti-
» culier et intéressant à savoir, c'est que, dans ces

» deux épidémies, les créoles et les gens de cou-
» leur y étaient aussi sujets que les Européens. »
La plupart des expéditions lointaines ont été con-
trariées par de semblables épidémies contagieuses
qui ont attaqué principalement les étrangers. Pour
confirmer, par l'analogie des faits, ce que nous
venons de dire sur la rencontre d'hommes nés
sous des climats différens, nous citerons l'épidémie de typhus et l'épizootie que les armées coali-
sées laissèrent partout où elles passèrent en France
pendant les campagnes dernières. Ces fléaux semblaient ne toucher ni leurs hommes ni leurs bestiaux, tandis que nos villes et nos campagnes en
étaient infectées. S'il est permis de croire à des
rapports vagues, la maladie vénérienne que les
filles publiques de Paris contractèrent avec les Co-
saques, avait un caractère grave très-extraordinaire; mais nous savons par M. Moreau-de-Jonnès,
qu'en Amérique la siphilis ne se complique et ne
devient dangereuse qu'aux époques des communications fréquentes avec les Européens; et ce dont
j'ai eu des preuves nombreuses, c'est qu'à Naples
elle a fait perdre à beaucoup de Français les caractères distinctifs de leur sexe, tandis qu'elle était
bénigne pour les naturels du pays.

Il serait facile d'étendre ces recherches et de
découvrir de nouvelles causes des virus ou de leur
plus grande virulence; mais il faut nous restreindre

et nous résumer. Nous avons vu que les miasmes
marécageux, en agissant sur les êtres vivans par
l'intermède de la chaleur, y développent des virus
dont la nature particulière est subordonnée à l'organisation spéciale de ces mêmes êtres ; nous avons
vu encore ces virus se multiplier en proportion
des relations de société, et devenir communicables
relativement à la conformité d'organisation qui
règne entre les êtres de différentes espèces ; nous
en avons vu d'autres qui passent les mers sans
perdre de leur caractère, qui changent de nature
par le croisement des races, ou qui se modifient
par les émigrations ; mais à travers toutes ces recherches, nous avons trouvé que celui de la fièvre
intermittente est particulier à l'homme.

Puisque de tous les êtres doués de vie, l'homme
est le seul qui souffre de la fièvre intermittente,
on doit en inférer qu'il y a en lui un appareil organique dont la souffrance est indiquée par la
forme particulière de cette fièvre. Cet appareil organique jouit sans doute d'une grande activité pendant l'été et l'automne. Ce qui ferait croire qu'il
est situé dans l'abdomen, c'est que les congestions
morbifiques se font sur les viscères du bas-ventre
dans ces deux saisons, et qu'elles intéressent particulièrement le système réparateur au moyen duquel elles peuvent se répandre promptement et
produire des maladies générales. Cet appareil, qui

nous est encore inconnu, doit être à la fièvre intermittente, ce qu'est la membrane muqueuse au
typhus catarrhal, le système lymphatique à la
peste, l'estomac et le foie à la fièvre jaune, le
poumon à la péripneumonie, le cerveau à la fré-
nésie, etc. La saison, le genre de vie et les causes
générales établissent en lui la disposition à la maladie ; c'est là, probablement, que se prépare le
virus de la fièvre intermittente. La rate joue-t-elle
un rôle dans cet appareil ? Je le présume, sans pouvoir l'affirmer (1); mais cela devient probable,
lorsqu'on examine ce viscère, qui est relativement
plus grand et plus développé chez l'homme que
chez les autres animaux. Cette considération, l'ignorance où nous sommes sur les fonctions de la rate,
le mystère qui cache le siége de la fièvre intermittente, la spécialité de celle-ci contre l'homme, et
les désordres que j'ai trouvés dans la rate après
l'intermittente, soit aiguë, soit chronique, semblent autoriser le soupçon que je viens d'émettre (2).

(1) En admettant un appareil organique qui deviendrait le foyer
de la disposition à la fièvre intermittente, il sera facile d'expliquer pourquoi les vers intestinaux, un corps étranger dans l'estomac, les passions, etc., suscitent cette fièvre dans quelques
circonstances. Ces moyens sont autant de stimulus ou causes déterminantes, qui mettent en mouvement la disposition que cet
appareil organique aurait reçue de la saison, ou de toute autre
cause prédisposante.

(2) Depuis quelques années on a fait de nouvelles recherches
sur les fonctions de la rate. Benjamin Rush, à Philadelphie, a

Mais la rate ne constituerait pas seule l'appareil
organique de la fièvre intermittente ; l'organe où se
prépare la bile doit y avoir une grande part. Ce qui
porte à croire à la complication de cet appareil,
c'est que la fièvre intermittente attaque préférablement l'homme dans la vigueur de l'âge , d'un
tempérament sanguin et bilieux , et à cette époque
de la vie où la région épigastrique est devenue le
centre des mouvemens vitaux.

Ce que nous pensons de cet appareil organique
s'accorderait avec ce que nous avons dit de l'aptitude de quelques espèces d'animaux à certains virus ;
et la disposition qui y serait inhérente, serait naturelle ou acquise. Dans le premier cas, elle devrait
être considérée comme identique avec l'organisation de l'homme, et transmise par les parens ; dans
le second, elle résulterait de l'habitation dans des
lieux marécageux. L'une et l'autre pourraient être
mues lorsque les miasmes se trouveraient dans les
conditions requises pour le développement de la
maladie ; et l'apparition de la fièvre indiquerait la

constaté qu'elle est une sorte de réservoir du sang ; ce qui serait
favorable à notre opinion sur la congestion sanguine dont ce viscère nous a paru être le siége dans les fièvres intermittentes
d'un caractère grave ; et Moreschi, de Pavie , écrivant dans le
sens de Benjamin Rush , a démontré la communication immé-
diate de la rate avec l'estomac par les vaisseaux sanguins , dits
vasa brevia ; ce qui rendrait raison des vomissemens de sang
dans la fièvre jaune. Jackson, avons-nous dit , a trouvé que la
fièvre jaune cause l'engorgement sanguin de ce viscère.

rencontre de ces deux conditions ; c'est-à-dire que le développement du germe morbifique se ferait par le concours d'une matière virulente venue du dehors.

Mais venons au mot de l'énigme. Existe-t-il un virus de la fièvre intermittente? Nous savons que cette fièvre est d'origine marécageuse; mais il nous reste à prouver que la rapidité de son invasion indique la virulence de la cause qui la produit. Et en effet, l'action d'un poison introduit dans l'estomac ou injecté dans les veines n'est pas plus rapide. De trente personnes qui se promenaient sur le bord d'un marais, vingt-huit furent saisies de la fièvre au même instant ; c'est ce que Lancisi rapporte. Des soldats de marine, à Londres, faisant l'exercice au bord de la mer, près d'un marais, tombent en défaillance et sont pris de la fièvre sous les armes même ; c'est ce que Lind nous apprend et que nous avons rapporté avec plus de détail dans un autre lieu. Nous savons par le même auteur, que, dans la Floride occidentale, huit habitans d'une ville voisine d'une petite colonie française établie au milieu de marais, s'étant rendus auprès de cette colonie, y passèrent la nuit, et furent pris d'une fièvre intermittente très-grave qui fut fatale à deux d'entre eux. Des soldats de cavalerie allant au fourrage aux environs de Bois-le-Duc dans le Brabant Hollandais, traversent les marais qui cou-

vrent ce pays, et aussitôt un grand nombre d'entre
eux sont pris de crampes d'estomac, deviennent
fous et tombent de cheval, enfin ils finissent par
avoir une fièvre intermittente ; c'est ce que Pringle
rapporte. Vingt-huit soldats du Morne-Fortuné, à
Sainte-Lucie, en Amérique, défrichent un terrain
humide et marécageux, et en moins d'une semaine,
tous, sans exception, sont envoyés à l'hôpital, plusieurs y meurent du cholera-morbus, d'autres d'une
fièvre adynamique dans laquelle tout leur corps,
devenu jaune, exhale une odeur infecte et suffo-
cante, et d'autres éprouvent des fièvres pernicieuses
plus ou moins graves ; c'est ce que le docteur Alibert raconte d'après le docteur Cassan. Des déta-
chemens du régiment d'Isembourg sont envoyés
successivement dans un poste militaire sur la côte
de la mer, près de l'embouchure du Tibre ; ils ne
ne doivent y rester que cinq jours ; mais avant l'ex-
piration de ce temps tous leurs hommes tombent
malades et sont envoyés à l'hôpital, où plusieurs
meurent de l'intermittente pernicieuse, c'est ce qui
s'est passé sous mes yeux (1) ; enfin moi-même, à
Rome, étant auprès du lac de la Villa-Borghèse,
au coucher du soleil, je ressentis instantanément
l'atteinte d'une fièvre qui prit le type tierce. Les

(1) L'insalubrité de ce poste était si bien connue, que les soldats refusaient d'y aller, et qu'on était obligé de les désigner
par le sort.

effets de l'injection d'un poison ne sont pas plus instantanés que cette prompte invasion de la fièvre intermittente, qui, en cela encore, ressemble beaucoup à la fièvre d'Amérique. Le Père Labat, Thibault et Chanvalon, qui ont été les premiers historiens de la fièvre jaune, rapportent en effet que des Européens à peine débarqués aux Antilles, en furent attaqués quelques heures après leur arrivée. Rouppe, John Hunter, Gillespie, Trotter et Lind nous ont transmis des cas semblables ; et Savarésy a confirmé toutes ces assertions parce qu'il en a vu lui-même. Il assure avoir été témoin qu'une vingtaine de jeunes Français, en abordant à la ville Saint-Pierre-Martinique, furent pris, le jour même de leur arrivée, de mal de tête, de vertiges, de faiblesse, etc., et que pour la plupart ils moururent de la fièvre jaune au bout de deux ou trois jours. Si l'on cherche à se rendre raison de ces faits, autrement qu'en admettant qu'un agent morbifique extrêmement actif s'introduit dans le corps de l'homme, on tombera dans le vague, et l'on s'éloignera de la vérité vers laquelle l'analogie nous a conduit.

Une autre considération qui sert à étayer mon opinion, est l'identité de forme qu'on remarque généralement dans les cas de fièvre intermittente, assez comparable à l'identité de forme observée dans la plupart des cas de peste ou de fièvre jaune.

Les autres fièvres n'ont point cette uniformité qui caractérise assez bien ces dernières ; elles sont plus sensiblement modifiées par le tempérament du sujet, et par plusieurs autres circonstances qui concourent à en faire tant de variétés, que très-souvent on est en peine pour en fixer le diagnostic et pour les classer convenablement. L'intermittente, au contraire, est constante dans les traits qui la caractérisent, et de cette uniformité ou de cette constance, je conclus à l'existence d'une cause particulière, ou matière morbifique, dont l'idiosyncrasie du sujet ne peut point atténuer l'action. C'est le propre des virus; ils se font reconnaître à la conformité des impressions de leur terrible sceau ; ils donnent lieu toujours aux mêmes symptômes, et repoussent avec une supériorité marquée la réaction par laquelle les forces vitales tendent à s'opposer à leur atteinte, et dans leur funeste triomphe ils subjuguent ces dernières et se jouent de tous les moyens que la médecine leur oppose. Mais c'est trop différer de reconnaître ce qui est déjà suffisamment démontré, que la cause de la fièvre intermittente est virulente.

Ce point étant accordé, il reste à savoir comment la cause procathartique de cette fièvre, que l'on pourrait appeler *élément* du virus, acquiert la faculté contagieuse. Les preuves que nous venons de donner de l'activité morbifique et mortelle

de cette cause, conduisent à croire qu'elle ne perd
rien de sa force en passant par le corps de l'homme,
et qu'elle y acquiert au contraire des propriétés
nouvelles, particulièrement celle de se communiquer. Telle est l'opinion de Trnka, qu'il a exprimée
dans les termes suivans : *Undè patere arbitror,
contagiosam a febribus intermittentibus indolem,
non semper et ubiquè abesse; necessariumque
esse, ut, in ejusmodi epidemiis, peculiaris cujus-
dam naturæ miasma præstò sit, quod tamen non
disquiro, utrùm è tellure elevetur in atmosphæ-
ram, vel in primo omnium ægro sporadicè hâc
febre decumbente, generatum ab hoc, in alios
deindè emanet* (1). Ceci rentre dans la concor-
dance que nous avons trouvée entre les causes externes et l'organisation des êtres vivans. On peut
ajouter que certaines épidémies ne sont pas contagieuses dès leur apparition, quoiqu'on soit en droit
de penser que les causes générales qui les produisent sont douées de l'activité nécessaire pour les
rendre telles. Les causes procathartiques, en passant
par le corps de l'homme, y subissent une élaboration particulière, et y forment des associations
nouvelles qui leur donnent la faculté contagieuse
qu'elles n'avaient pas auparavant. Pourvues de ce
double caractère, et étant, à proprement parler,
animalisées, elles sortent du corps des malades

(1) *Historia febrium intermittentium.* Vindobonæ, 1775.

pour infecter les assistans , et doublent ainsi la
force de l'épidémie; c'est alors que celle-ci frappe
d'une double massue, savoir, par les causes générales et par la contagion. Cette époque , notable
dans toutes les épidémies contagieuses, est celle
du terme moyen de leur durée, celle encore où
elles attaquent le plus grand nombre de personnes
à-la-fois. Cette marche est commune à la fièvre intermittente aussi bien qu'au typhus et à la peste. Il
doit en être des miasmes des marais comme de
ceux des fosses d'aisance ou des tombeaux , qui,
selon le professeur Hallé, acquièrent plus de malignité en séjournant dans le corps de l'homme. A
propos d'une vapeur vulgairement appelée le
plomb , qui ne se trouve que dans les fosses d'aisance, qui asphixie les vidangeurs, et qui diffère
de tous les gaz connus, ce professeur dit « qu'elle
» a un caractère moins chimique , mais plus im-
» portant peut-être, c'est la propriété de commu-
» niquer ses effets d'un individu à un autre, et
» de couver, pour ainsi dire, dans le corps ani-
» mal, pour se développer avec fureur au bout
» d'un certain temps (1). » C'est ce que l'observation lui a fait voir sur M. Verville qui fut infecté
par l'haleine d'un asphixié. Le professeur Hallé
tient de M. Verville, qui par la nature de ses fonc-

(1) *Recherches sur la nature et les effets du méphitisme des
fosses d'aisance ,* Paris , 1785.

tions a été à portée de voir beaucoup d'hommes asphixiés par cette vapeur, que le *plomb* communiqué (1) a une odeur qu'il n'avait pas auparavant, et qu'il est plus pernicieux et plus difficile à guérir que celui qui est primitif. Sans doute, par l'élaboration que le corps de l'homme en fait, les miasmes sont mis au titre nécessaire pour être contagieux, et la chaleur de l'atmosphère, ou bien celle du corps, favorise l'absorption des molécules virulentes que la respiration, la transpiration, les exanthèmes et les déjections portent au-dehors des malades. C'est donc en passant par le corps humain que le *méphitisme*, pour me servir de l'expression du savant Hallé, a acquis des qualités nouvelles, et surtout celle de se communiquer. Pym, médecin des armées anglaises, qui a donné l'histoire de la fièvre jaune qui régna à Gibraltar en 1804, ne pense pas que cette fièvre tire son caractère contagieux uniquement des causes extérieures ou générales qui la produisent, mais principalement du travail intestin qui se fait pendant le cours de la maladie. *We are by no means convinced, however, that the contagion was of foreing origin; but are rather disposed to attribute it, to domestic generation* during *a fever originally non-contagious* (2). Odier, de Genève, a partagé

(1) On se sert aussi de cette expression pour désigner les effets de cette vapeur, c'est-à-dire la maladie qui en provient.
(2) M. Pym's, *Observations on the bulam fever.*

12*

cette opinion, et en l'adoptant il lui a donné la
sanction d'un praticien recommandable par ses lumières et par un grand discernement. C'est aussi
dans des circonstances pareilles que les miasmes
des marais se changent en une matière contagieuse
ou virus de la fièvre intermittente.

Cette manière de raisonner est simple et naturelle. La conséquence à laquelle elle conduit est
affirmative, non-seulement de la faculté contagieuse de la fièvre intermittente, mais même des
rapports d'origine de celle-ci avec le typhus contagieux, qui est le funeste résultat que l'homme retire de l'habitation, auprès des fosses d'aisance, des
tombeaux, des égouts, dans les cachots, dans les
hôpitaux, et dans d'autres lieux analogues.

SECTION II.

Probabilités de l'existence du Virus de la Fièvre intermittente.

L'ANALOGIE nous a fait connaître que la fièvre
intermittente est d'une nature virulente, et qu'elle
devient contagieuse; mais nous n'avons point indiqué le lieu où l'on puisse en prendre le virus,
et nous n'avons pas le dessein de faire une pareille
recherche. Toute maladie contagieuse n'a point un
virus qui tombe sous les sens ou qu'on puisse re-

cueillir et inoculer. Ce serait une condition trop
rigoureuse, même à l'égard des fièvres dont la
contagion n'est rien moins que douteuse. En effet,
la peste n'a pas toujours ses bubons ni ses pustules
malignes ; la fièvre jaune n'est caractérisée par aucune éruption cutanée, et dans le typhus on ne
pourrait pas toujours recueillir la matière furfu-
racée qui se détache des pétéchies, et dont la légiti-
mité, comme moyen de contagion, est encore fort
douteuse. Peut-on supposer que l'éruption qui se
fait à la face, et que nous avons considérée comme
liée à la nature de la fièvre intermittente, contienne
le virus de cette fièvre ? (1) Nous ne sommes pas
plus disposé à nous prononcer à cet égard, que
sur ce qu'on doit croire des exanthèmes des autres
fièvres. Peut-être trouvera-t-on un jour le moyen
de contagion commun à toutes ces fièvres, et si
cela arrive jamais, ce sera probablement dans la

(1) Savaresy rapporte que les fièvres intermittentes qu'il observa à la Martinique en 1804, « furent accompagnées de l'érup-
» tion de petites pustules aux angles des lèvres : ceci, ajoute-t-il,
» était également très-commun en Egypte et en Italie. » L'assertion de ce médecin qui a pratiqué dans les pays dont il parle,
pays qui ont déjà fixé notre attention, semble avoir été donnée,
tout exprès, pour étayer notre opinion sur la liaison naturelle
des pustules labiales avec la fièvre intermittente, et elle s'accorde encore avec ce que nous avons dit de ces mêmes pays
lorsque nous les avons considérés comme pouvant donner aux
différens typhus dont nous avons parlé, le plus haut degré d'intensité, c'est-à-dire celui qui les rend contagieux.

transpiration ou dans l'exhalation pulmonaire. Les fluides que ces deux voies laissent échapper, séraient les véhicules des différens virus, et serviraient à en infecter l'air qui règne autour des malades ; ou bien à en fixer les molécules sur les vêtemens et sur les autres objets à l'aide desquels la contagion se fait. En outre ces fluides étant élastiques, peuvent parvenir et s'appliquer plus facilement sur les surfaces tant intérieures qu'extérieures du corps humain. La transpiration et l'exhalation pulmonaire étant constantes dans tous les sujets, semblent plus propres à faciliter la contagion, que les éruptions qui même manquent très-souvent. Avec plus de raison on pourrait exiger une matière perceptible par les sens dans la rougeole, la variole, la vaccine, la gale, la siphilis, etc.; mais si nos sens ne peuvent point trouver une matière ou virus de la fievre intermittente, l'induction, du moins, nous le montrera d'une manière moins douteuse que dans plusieurs autres fièvres que l'on tient pour contagieuses. Cette induction sera tirée :

1°. De l'effet spécifique du quinquina ;

2°. De l'affection commune aux individus de la même famille, et des émonctoires ;

3°. Des rechutes par nouvelle infection, ou à la suite des traitemens incomplets, et de l'ordre septenaire qu'elles observent ;

4°. De l'affaiblissement de la disposition naturelle;

5°. De la transformation de cette fièvre en d'autres fièvres qui sont contagieuses, et réciproquement de celles-ci en intermittentes;

6°. De l'absence de la fièvre intermittente pendant le règne des épidémies contagieuses, et de l'extinction des maladies de la saison pendant les épidémies de fièvre intermittente;

7°. De ce que l'intermittence de ces fièvres n'infirme point l'existence ou la présence du virus.

§. I. L'effet spécifique du quinquina contre la fièvre intermittente ne peut-il être considéré comme une neutralisation du virus? Si ce médicament se bornait à réparer les forces ou à rétablir l'ordre dans les fonctions, son action serait moins prompte, et le résultat moins certain. Rien ne ressemble plus à l'effet d'un contre-poison, que la manière dont il coupe la fièvre. Il suffit de prendre une quantité requise de ce fébrifuge, pour arrêter une maladie mortelle, et pour en détruire aussitôt la cause. Est-il une autre fièvre qui cède aussi promptement aux remèdes qu'on lui oppose? La rémittente seule, qui n'est qu'une demi-intermittente, reconnaît l'efficacité du fébrifuge, mais à un moindre degré; et les praticiens savent que c'est perdre un temps précieux que d'en différer l'administration (1). Par conséquent il ne paraîtra

_____

(1) Pendant mon séjour à Perpignan, au commencement de

pas extrordinaire si nous disons que le quinquina détruit le stimulus morbifique qui troublait l'harmonie des fonctions. Considéré sous ce point de vue, il serait au virus de la fièvre intermittente, ce qu'est le soufre au virus psorique, le mercure au siphilitique, etc.; médicamens qui agissent d'autant plus sûrement, que la gale et la maladie vénérienne sont dénuées de complication, ainsi que le quinquina agit envers la fièvre intermittente, et dont l'effet est d'autant plus douteux, que ces maladies sont plus éloignées de leur état de simplicité. Les médecins s'accordent à dire, que tôt ou tard on

1809, je fus appelé pour M. Lab....le, âgé de vingt ans environ, originaire de Paris et qui, depuis peu de temps, habitait le Roussillon. Il avait une fièvre inflammatoire de la nature de celles qu'on voit au printemps dans les pays marécageux. Pendant la seconde semaine cette fièvre eut des rémissions qui se prononcèrent mieux de jour en jour. Le malade était en grand danger; il avait des pétéchies, des soubresauts des tendons et un délire très-inquiétant. L'appareil inflammatoire persistait encore, lorsque je donnai le quinquina en poudre dans la décoction même de quinquina. Le malade en prit, soit en substance, soit en décoction, de douze à quatorze onces dans la troisième semaine. (La préparation en fut faite, jour par jour, par M. Longuet, pharmacien à Perpignan.) Du vingt-un au vingt-deuxième jour la maladie se jugea favorablement. Dans la quatrième semaine je dus faire ouvrir cinq dépôts purulens très-considérables, situés aux cuisses, au tronc et sur les bras. La suppuration fut abondante, et néanmoins elle se termina promptement. La convalescence de ce jeune homme fut très-rapide; et sa santé fut parfaite en très-peu de temps. Je l'ai retrouvé à Moscou trois ans après.

trouvera un spécifique contre chaque maladie virulente, et pour la même raison on devra trouver
une maladie virulente pour chaque spécifique dont
on aura fait la découverte. Dans le traitement des
maladies virulentes, aussi bien que dans les cas d'empoisonnement, les substances médicamenteuses,
opèrent comme dans les combinaisons chimiques ;
et nous servant de cette comparaison, nous deman-
derons s'il serait sensé de nier la préexistence d'un
acide et d'un alcali, un sel neutre étant donné ; mais
la théorie médicale suffit pour lever le doute, sans
qu'il soit nécessaire de recourir aux connaissances
chimiques, pour fortifier notre raisonnement. C'est
elle, en effet, qui nous apprend que la vertu positive
d'un remède indique une maladie *sui generis*, qui
reconnoît une cause matérielle identique dans tous
les cas où cette maladie est observée. Je dis une
cause matérielle, parce que les maladies qui ont une
marche et des symptômes constans, comme la fièvre
intermittente, dépendent de causes procathartiques
sur l'existence desquelles il ne peut y avoir de
doute ; au lieu que les affections particulières aux
organes, celles qui sont symptomatiques, ou qui
proviennent du dérangement de quelque fonction,
sont partielles, irrégulières, dissemblables et d'une
terminaison incertaine. Mais comment doit-on
considérer le quinquina relativement à la fièvre
intermittente ? Et s'il en est le spécifique, ne sera-

t-il pas vrai de dire qu'elle est causée par une matière *sui generis*, par un virus?

Toutefois, on ne doit point s'attendre à me voir rechercher comment le quinquina détruit ce virus. Ceci est un des mystères de la médecine. Cette précieuse écorce a une action particulière qui se dérobe encore à l'analyse médicale. L'analyse chimique l'a examinée aussi de diverses manières, et dans ce moment elle fixe l'attention d'un savant infatigable, de M. Laubert, qui m'a rendu témoin de quelques-unes de ses expériences, et dont les recherches chimiques, sur les différentes sortes de quinquina, seront le travail le plus curieux et le plus complet qu'on puisse avoir sur ce sujet. Mais il est à craindre que, malgré tant de travaux et de connaissances chimiques, le mystère ne subsiste encore en médecine. Quels résultats, par exemple, a-t-on obtenus des fébrifuges indigènes? On a trouvé des substances plus amères, plus astringentes et plus toniques que le quinquina: cependant on n'a jamais pu parvenir à le remplacer. Il faut donc reconnaître dans ce dernier une quatrième propriété que nos sens ne peuvent point apercevoir, que Voullonne et Grimaud avaient soupçonnée, que le professeur Della-Decima, de Padoue, appelle *spécifique* (1), et que nulle autre substance ne

(1) Je trouve l'opinion de ce professeur rapportée par le docteur Santo Nicoletti, dans son *Trattato sulla febbre epidemica gastrico-nervosa*, etc. Padova, 1806.

possède autant que ce fébrifuge; c'est elle qui agit
contre l'essence de la fièvre intermittente, à la
manière des contre-poisons. C'est d'après cette
vue et après avoir reconnu l'inefficacité des moyens
succédanées du quinquina, que j'ai eu recours à un
fébrifuge qui porte mon nom, et dans lequel j'ai
introduit le camphre, qui est l'antidote le plus
usité contre les venins ou les virus dont la vie de
l'homme est menacée (1).

  Cette propriété du quinquina contre la fièvre
intermittente est analogue à celle du *guaco*, plante
américaine, que Mutis cultivait avec grand soin à
Santa-Fé, et dont il se servait, à l'imitation des
gens du pays, pour détruire le venin des serpens
communiqué à l'homme ou aux animaux domestiques. Le *guaco* est un spécifique aussi sûr et aussi
prompt, dans ces cas, que le quinquina contre la
fièvre intermittente. On en exprime le suc, qui est
administré à l'intérieur, et dont on lave aussi les
morsures. Il n'agit point, sans doute, en altérant
les humeurs animales ni en les évacuant; il n'est
ni tonique ni débilitant; mais il attaque directement et détruit instantanément le venin de la vipère par une sorte de neutralisation, de même que

(1) Voyez, dans ma *Nouvelle Thérapeutique des fièvres intermittentes*, Paris, 1812, le mémoire que j'ai consacré à faire connaître les avantages que j'ai retirés de ce fébrifuge. Voyez-en
aussi la recette dans le *Formulaire Magistral* publié par Cadet
de Gassicourt.

le quinquina neutralise le virus de la fièvre intermittente. On ne doute point des effets anti-véné-
neux du *guaco*, parce que le venin est là, qu'il a
été introduit bien manifestement; et que tous les
jours on en voit les fâcheux résultats. Le virus de
la fièvre intermittente, au contraire, en se dérobant
à nos yeux, cache l'action directe que le quinquina exerce sur lui; mais est-ce là un motif suf-
fisant pour nier son existence?

Si l'espoir des médecins à l'égard des spécifiques
est fondé sur la raison, il en sera de même de mon
opinion sur le quinquina, auquel on ne peut refuser
le titre de spécifique contre la fièvre intermittente.
Ne pourrait-on pas dire de cette maladie, que le
hasard nous a appris à la combattre avant que la
science nous eût éclairés sur sa nature? On trouvera bien peu de médecins qui ne soient de cet
avis.

§. II. On s'étonne quelquefois qu'une famille entière soit frappée de la fièvre intermittente; on dit
alors: cette famille a du malheur...; c'est comme
un sort jeté sur elle..., et autres propos de cette
nature: mais on ne cherche pas à s'éclairer sur la
cause de ce prétendu maléfice que je tiens pour être
la contagion, et l'on ne fait rien pour en préserver
les personnes bien portantes. J'ai vu souvent, à la
suite des armées, des individus habitant la même
maison, être tous atteints de la fièvre intermittente,

tandis que dans les maisons voisines on ne trouvait
pas un seul malade. Dans la troisième partie de ce
travail, je rapporterai que sur seize personnes qui
demeuraient ensemble, quatorze eurent la fièvre
tierce en même temps, et que les deux qui en
furent préservées n'attribuèrent cette exemption
qu'à un écoulement gonorrhoïque qu'elles avaient.
J'indique cette exemption, qui laisse entrevoir un
préservatif contre la fièvre intermittente, parce que,
s'il est permis de croire à ce moyen de se préserver
d'autres maladies virulentes, il ne devra pas être
rejeté lorsqu'il s'agit de la fièvre qui est l'objet de
nos recherches. Des médecins d'un mérite distingué
ont écrit, en effet, d'après leur propre observation,
que la peste, le typhus et la fièvre jaune, épargnent
ordinairement ceux qui ont un cautère, un ulcère,
une gonorhée, etc. Le monument élevé au médecin, M. Hencius, par la ville de Venise, atteste
l'efficacité des cautères contre la peste. D'autres
médecins, non moins méritans que les premiers,
ont soutenu le contraire. Cette question est encore
indécise. Mais si la première opinion mérite quelque confiance, nous serons autorisé à mettre la
fièvre intermittente sur le même rang que les trois
fièvres contagieuses précitées. Par ce rapprochement
nous confirmerons l'analogie par laquelle toutes ces
fièvres se tiennent, et nous démontrerons de plus
en plus la présence d'une matière virulente.

§. III. Les fréquentes rechutes observées pendant la convalescence viennent moins de la nature de
la fièvre intermittente ou des causes générales, que
des mauvais traitemens ou du peu de soin qu'on met
à séparer les convalescens des objets avec lesquels
ils étaient en relation pendant leur maladie. Je
pense que très-souvent ces rechutes ont pour cause
l'habitation de la même maison, l'usage du même
lit et des mêmes vêtemens, (1) ou les relations plus
ou moins intimes avec des personnes attaquées de
cette fièvre ; ce qui constitue divers moyens de
communication, et un cercle de contagion dans
lequel les convalescens se trouvent toujours placés.
N'a-t-on pas quelque raison de croire que les
voyages et le changement de domicile n'assurent la

(1) Je ne puis me dispenser de rapporter à cette occasion le
passage suivant tiré de Lind, et dont il a été question dans une
note relative aux habitudes domestiques des Russes et des Polo-
nais. Lind s'est convaincu que lorsqu'on tient le malade bien
proprement, on rend sa maladie moins contagieuse, tandis que
la saleté de son coucher et de ses vêtemens est un moyen de contagion plus certain et plus concentré, que les excrétions et les effluves qui sortent du corps du malade. *By a fixed attention, to
the subject for some years past, I am convinced, that the
body of the diseased kept exactly neat and clean, is not so
liable to impest the taint, as is late wearing apparel, dirty
linen, and uncleanliness of any sort about him long retained
in that impure state. I say, these last contain a more certain,
a more concentrated and contagious poison, than the newly
emitted effluvia or excretions from the sick. (Dissertation on
the fevers, and infection.* London, 1774.)

guérison de cette fièvre, que parce que les malades
se détachent des causes de contagion dont ils étaient
entourés dans le lieu où ils avaient passé le premier temps de la maladie?

Si les médecins se persuadent bien de ce que je
viens de dire, ils en retireront de grands avantages
en l'adoptant pour règle de leurs prescriptions pro-
phylactiques. Le témoignage des auteurs est muet
sur ce point d'hygiène; mais je pourrai invoquer
celui des praticiens auxquels je demanderai, s'il
n'est vrai que les rechutes de fièvre intermittente
sont relativement plus fréquentes, et les fièvres plus
tenaces dans les hôpitaux que dans les villes, et
chez les gens du peuple que chez les riches? S'ils
répondent affirmativement, comme j'ai tout lieu de
l'espérer, on devra penser que, soit hors des hôpitaux, soit encore par l'opulence, l'homme ne se
soustrait pas aux causes générales de cette fièvre;
mais bien à celles qui donnent une nouvelle infection, parce qu'il habite des appartemens plus vastes
et mieux aérés que ceux des personnes du peuple
ou que les salles des hôpitaux; parce qu'il observe
plus de propreté dans son coucher et dans ses vêtemens, et que ses relations avec les malades, s'il
en existe dans sa maison, sont moins fréquentes et
moins intimes; en un mot, parce qu'ici, comme
dans toutes les maladies contagieuses, les moyens
de contagion sont plus multipliés chez le peuple

que dans la classe opulente où les individus sont
beaucoup moins en contact. Il y a, peut-être,
plus d'opportunité à recevoir la maladie de soi-
même, par les objets servant à l'usage domestique,
ou par ses parens, que par les étrangers; si cela
était, on expliquerait plus facilement la fréquence
des rechutes et l'opiniâtreté de ces fièvres envers
certaines familles. Les rapports de consanguinité
ont donné lieu, bien souvent, à des sympathies
morbifiques de cette nature.

Quelques maladies contagieuses serviraient à
prouver que les mauvais traitemens contre la fièvre
intermittente ou leur insuffisance, sont de fréquentes causes des retours de cette fièvre. C'est le
propre des maladies virulentes d'offrir des guérisons momentanées et de reparaître, tant que les remèdes n'en ont point neutralisé et détruit entièrement le virus. Mais on doit remarquer, sur-tout, que
plus elles sont virulentes, et plus les rechutes sont
fréquentes et ressemblent à la maladie première,
comme cela a lieu dans l'intermittente. Supposons
la gale ou la maladie vénérienne dont la marche
peut être observée sans danger et maîtrisée, en quelque sorte, par le praticien; s'il survient une nouvelle apparition de ces maladies après un premier
traitement, ne pensera-t-on pas que les moyens
thérapeutiques employés ont été insuffisans, la
certitude étant donnée que le malade n'a pas été

infecté de nouveau ? Ne peut-il en être de même de
la fièvre intermittente ? et la nécessité de recourir
au quinquina ou d'en prolonger l'usage après une
première guérison, n'est-elle pas l'équivalent des
vues thérapeutiques qui conduisent à prescrire de
nouveau le soufre ou le mercure, lorsque la gale
ou la maladie vénérienne reparaissent sans qu'il y
ait en cohabitation avec des personnes infectées ?
Mais cela ne confirme-t-il pas ce que nous avons
déjà dit de l'effet du quinquina contre le virus de
la fièvre intermittente, et ne sert-il pas à prouver
d'autant mieux l'existence de ce dernier ?

Lind pense qu'on peut juger de la nature contagieuse d'une fièvre, par les fréquentes rechutes. Ses
expressions sont tellement positives, qu'on sera
peut-être bien aise que je les rapporte : *I think I
have further observed, that the propensity of the
patients to frequent relapses into a fever, is in a
degree proportional to the contagious disposition
of that fever; or, a least, that patients relapse
more frequently into a fever received by infection,
whether it be of a mild or virulent nature, than
into other fevers. This circumstance may per-
haps, sometimes, assist us in judging of the nature
and cause of the distemper.* Cette manière de voir,
d'un célèbre observateur, confirme ce que nous
avons dit des rechutes de fièvre intermittente,
soit qu'elles aient pour cause une nouvelle infec-

13

tion, ou bien un mauvais traitement, et vient à l'appui de notre opinion sur la nature virulente de cette fièvre.

On peut dire à l'égard de la périodicité des rechutes, non-seulement que les causes dont nous venons de parler ont pu rappeler la fièvre intermittente, mais même que ces retours sont soumis à un travail intérieur, sorte d'incubation, qu'il n'est pas impossible de déterminer. C'est au 14e. ou au 21e. jour de la convalescence que la fièvre revient. On reconnaît ici la marche septenaire qui est observée, également, dans plusieurs autres circonstances de la vie de l'homme, tant en santé qu'en maladie; marche bien manifeste dans le développement des facultés physiques et morales, et qui, dans la question qui nous occupe, montre la part que la nature prend à ce qui se passe dans le corps humain pour opérer le retour de la maladie. Je considère le temps qui s'écoule entre la guérison et la rechute, comme étant nécessaire au travail intérieur ou d'incubation qui est provoqué par un reste de virus lors des traitemens incomplets, ou par une nouvelle infection acquise, ainsi que nous le disions il n'y a qu'un instant, en fréquentant les malades. La peste, sur la contagion de laquelle on ne doit plus avoir de doute, a offert de ces récidives par nouvelle infection. L'opinion du baron Des-Genettes est bien prononcée à cet égard : « J'avais

» formé, dit - il, des convalescens à rendre des
» services aux malades graves, en y attachant un
» certain prix, et je ne dois pas dissimuler que
» plusieurs reprirent la maladie; ce qui est contre
» l'assertion de plusieurs célèbres écrivains qui
» ont prétendu que l'on ne pouvait en être attaqué
» deux fois dans une même saison. » Ces rechutes,
semblables à celles dont nous nous occupons, venaient d'une nouvelle infection ou contagion. Pourquoi les retours de la fièvre intermittente ne seraient-
ils pas attribués aux mêmes causes ? Cette explication me paraît plus admissible que celle par laquelle
on attribue à cette fièvre la faculté de se régénérer;
idée fausse, car il n'est pas denué aux maladies de
se reproduire ni de se perpétuer dans les individus qu'elles ont déjà attaqués; à moins qu'on n'en-
tende par cette régénération, le développement d'un
reste de virus. L'explication que nous venons de
donner de ces récidives nous conduit à de fortes
présomptions sur l'existence d'une matière qui
produit cette contagion ainsi que les retours de
la fièvre.

§. IV. On a voulu poser en principe que les
maladies contagieuses détruisent dans ceux qui les
éprouvent la disposition à les avoir de nouveau.
A mon avis ce principe serait susceptible de tant
d'exceptions, qu'il en serait renversé. Il est vrai
lorsqu'il s'agit des maladies éruptives de l'enfance,

13*

comme la variole, la rougeole, etc.; il est faux lorsqu'on l'applique à la gale, à la siphilis, à la peste,
au typhus, etc. Nous venons de prouver, d'après
le baron Des-Genettes, que la peste peut attaquer
la même personne deux fois dans la même saison:
c'est aussi ce qui arrive dans la fièvre intermittente;
en sorte que le principe posé ci-dessus, ne lui est
pas plus applicable qu'à la peste, au typhus et
même à la fièvre jaune. Ceux qui ont éprouvé la
fièvre intermittente pernicieuse, deviennent sujets
à l'intermittente ordinaire, de même que la peste,
le typhus et la fièvre jaune ont un caractère moins
grave lors d'une seconde invasion, supposez, dans
tous ces cas, un sujet qui avait repris ses forces, et
dont la convalescence était terminée ou sur le point
de l'être. L'intermittente pernicieuse que j'eus à
Venise, loin d'augmenter en moi la disposition à
cette maladie, l'affaiblit sans l'éteindre absolument,
puisque m'étant trouvé les années suivantes à Rome
et en Espagne où cette fièvre était dans toute sa
force, je n'éprouvai que l'intermittente ordinaire.
J'explique ceci en disant, qu'une première atteinte
détruit la disposition naturelle, et qu'elle ne dispense pas de la disposition acquise qui dépend des
circonstances particulières dans lesquelles on se
trouve. Pour faire sentir la différence qui existe
entre ces deux dispositions, il suffira d'indiquer,
d'après ce qu'on observe tous les jours, que celui

qui éprouve pour la première fois une des fièvres épidémiques contagieuses, court plus de danger que celui qui en est à la seconde ou à la troisième atteinte. Il semble que dans le premier cas l'organisme fournit quelque chose aux causes générales pour augmenter leur force, ou que l'atteinte de ces dernières étant nouvelle pour lui, il n'est pas en mesure pour leur résister, et qu'il en reçoit des impressions vives et semblables à celles que les organes des sens reçoivent des premières impressions des objets extérieurs. Voilà ce qu'on peut dire de la disposition naturelle que j'ai considérée comme donnée par les parens ; et j'estime qu'il est possible que les causes prédisposantes de ces maladies s'exercent sur l'homme dans des temps différens, selon les circonstances de lieu ou de saison où il se trouve placé, et qu'elles lui donnent ainsi une disposition acquise, temporaire et accidentelle.

Il est donc certain qu'une maladie ne pourra pas être dite non-contagieuse, généralement parlant, parce qu'elle attaquera plusieurs fois la même personne dans le cours de sa vie ou dans une même saison. Il est, au contraire, plus conforme à la raison et à l'expérience de dire que les causes prédisposantes agissent d'autant plus facilement, que déjà les organes ont été le siége des combats de ces mêmes causes contre la résistance vitale, et qu'ils en ont retenu une faiblesse qui est une disposition favorable aux retours de la maladie. Mais aussi on devra croire que, plus souvent cette résistance sera vaincue, plus la cause était active et virulente; et c'est répéter, en d'autres mots, ce que Lind a dit des maladies contagieuses, qu'elles exposent à de fréquentes rechutes; ce qui peut s'appliquer parfaitement à la fièvre intermittente.

§. V. On peut dire que le type sous lequel les fièvres se présentent n'indique pas toujours leur nature, qu'il dépend ordinairement de la saison et du mouvement imprimé à l'appareil organique spécial, auquel telle ou telle autre forme de fièvre se rapporte, et qu'il n'est rien changé à l'essence de la maladie, quoiqu'il change lui-même de rhythme ou de mode d'être. Nous avons rapporté, d'après Torti et Nicoletti, que, sous la forme d'une fièvre continue, on avait eu à combattre une fièvre intermittente; d'après Fodéré et Pujol, que celle-ci avait précédé et suivi la fièvre rémittente; d'après Selle, que des fièvres exanthématiques virulentes se montraient indistinctement sous chacun de ces types; d'après Lancisi, Mercatus et notre propre observation, que plus une intermittente est pernicieuse, plus elle tend vers le type continu qui est assez familier aux fièvres contagieuses, etc. Aux faits qui nous ont appris que le type en impose sur la nature des fièvres, nous joindrons celui qui nous

est encore fourni par le docteur Pujol, dont la mémoire, comme savant praticien, est chère à mes compatriotes. Une épidémie de fièvre miliaire, dite suette
(nous en avons parlé dans un autre lieu), débuta
pendant l'automne de 1782, ayant le caractère de
fièvre intermittente pernicieuse; en hiver, elle
prit la forme d'une fièvre rémittente miliaire phlic-
téneuse, *miliaris alba* des Allemands, et au printemps elle fut avec un appareil inflammatoire et
des sueurs extrêmement copieuses. Si elle eût duré
une saison de plus, elle eût offert les symptômes
des maladies de l'été caractérisées par un appareil
bilieux, et se serait convertie, plus tard, en une intermittente dont elle avait eu la forme primitivement, si déjà dans sa marche elle n'avait parcouru
le circuit annuel, en se portant tour-à-tour sur les
appareils organiques dans lesquels chaque saison
établit la disposition morbifique qui lui est particulière. Cependant les différentes formes que cette
fièvre prit n'exprimaient qu'une même maladie,
dont la cause bien connue était dans les miasmes
sortis des terres boueuses du canal du Languedoc.

Si nous avons vu que la fièvre intermittente se
change en rémittente ou en continue, nous trouverons
aussi que ces dernières deviennent intermittentes.
Richard Morton (1), en traitant de la scarlatine,
rapporte plusieurs observations, entre autres la sep-

(1) *De febribus inflammatoriis*. Londini, 1694.

tième, où il s'agit d'un enfant qui, ayant eu une
éruption irrégulière et orageuse, fut pris, au huitième jour, d'une fièvre rémittente quotidienne qui
ne céda qu'au quinquina. La huitième observation
est encore une éruption orageuse, qui fut suivie
d'une fièvre rémittente, et enfin d'une intermittente.
La neuvième fait connaître une fièvre scarlatine rémittente, qui devint intermittente. Enfin, la onzième
est, à juste titre, appelée pestilentielle par l'auteur,
qui rapporte, que de cinq individus de la même
famille atteints de la scarlatine, deux eurent des
parotides, le troisième un bubon à l'aisselle, et le
quatrième, qui était une femme âgée de soixante-
dix ans, eut un carcinome gangréneux auprès du
pubis. Dans tous ces cas une éruption irrégulière
avait produit la fièvre intermittente, c'est-à-dire
qu'un reste de virus de la fièvre scarlatine s'était
porté sur les organes dont la souffrance est exprimée par la forme intermittente, et que ce reste de
virus dégénéré suscita les symptômes pestilentiels
observés particulièrement sur la femme septuagénaire. Cette dernière circonstance deviendrait
une preuve nouvelle de la liaison naturelle des
fièvres pestilentielles avec les intermittentes, les
rémittentes, etc., s'il était vrai que le type dût
faire établir une distinction entre ces mêmes fièvres (1).

(1) Pinel a combattu fortement la division ancienne des fièvres

Ces faits n'indiquent-ils pas qu'un virus, supposé flottant dans l'organisation, étant déplacé de son siége naturel, peut porter son action sur les organes que la saison dispose aux maladies? Celles-ci, qui ne seraient alors que symptomatiques, pourraient être considérées comme pourvues d'une forme *tempestatile*. En effet, les fièvres épidémiques contagieuses revêtent le type et la forme propres à la saison où elles règnent, ou bien encore aux pays où elles sont importées (nous en avons donné, d'après le docteur Bally, une assertion très-péremptoire à propos de la fièvre jaune en Espagne), ce qui nous fait trouver dans ces mêmes fièvres des variétés infinies que l'on prend, à tort, pour autant d'espèces, puisqu'il est vrai que les causes sont à-peu-près les mêmes. D'où nous concluons que la fièvre intermittente d'automne reconnaît pour cause une matière virulente analogue à celle des fièvres rémittentes des autres saisons; ou bien, pour parler d'une manière plus conforme aux principes que nous avons établis, qu'elle procède de la cause commune à toutes les fièvres épidémiques contagieuses, et par conséquent qu'elle est virulente.

d'après leurs types; et prenant pour chefs de ses divisions les causes matérielles des maladies, il a établi que les fièvres inflammatoires, les bilieuses, les pituiteuses, les adynamiques et les ataxiques, peuvent être indistinctement continues, rémittentes ou intermittentes.

§. VI. On peut donner pour preuve de la virulence de la fièvre intermittente, l'absence de
cette même fièvre pendant ou à la suite des épidémies de fièvres contagieuses, et réciproquement
l'absence de ces dernières sous le règne de l'intermittente épidémique. A l'égard du premier chef
de cette proposition, nous répéterons ce que nous
avons dit ailleurs, qu'au grand étonnement de Sydenham, la fièvre intermittente fut extrêmement
rare à Londres pendant quelques années après la
peste qui y régna en 1665; que cette même année
où ne vit point les maladies qui dépendent des
saisons; et pour confirmer cette remarque moderne
par une observation fort ancienne, nous dirons,
d'après Thucydide, que la peste d'Athènes étouffa
toutes les maladies qui y régnaient habituellement.
Atque annus ille, *ut in confesso est*, dit cet historien, *inter omnes maximè ; aliorum morborum
immunis fuit.* Pour étayer le second chef de la
proposition précédente, nous rapporterons ce qui
a été observé dans l'île de Walcheren par un médecin anglais déjà cité, savoir, que pendant l'épidémie de fièvre intermittente qui y régna, on ne vit
point de typhus, de dysenterie, ni les autres maladies familières aux armées; nous dirons aussi
avec Lancisi, que toutes les maladies dépendantes
du climat vinrent se confondre avec la fièvre intermittente épidémique de 1695 à Rome, et nous

répéterons ici ce que nous avons déjà dit avoir observé, que dans quelques hôpitaux où une mauvaise administration entretenait la fièvre nosocomiale, la fièvre intermittente remplaçait celle-ci en automne, et qu'alors le typhus d'hôpital disparaissait, mais que l'hiver nous le ramenait en étouffant la fièvre intermittente.

Dans l'une et dans l'autre hypothèse, il y a un simple changement de forme, l'essence de la maladie étant la même; ou bien la maladie épidémique étant douée d'une plus grande force que les autres maladies, les entraîne dans sa marche et leur donne sa forme; ou bien encore les virus se détruisent les uns les autres (1). Nous en avons donné quelques preuves, et cette vérité qu'on n'aurait pas osé émettre avant la découverte de la vaccine, sera encore plus démontrée si les succès du docteur Colombot sont confirmés par de nouvelles expériences (2). Puisse ce médecin philantrope trouver beaucoup d'imitateurs! Tôt ou tard on verra tourner au profit de l'homme, les virus même, qui ne semblent être donnés que pour détruire son espèce :

(1) Le typhus qui règne présentement à Derby, en Angleterre, a mis fin à la petite vérole qui y était très-répandue.

(2) Dans un rapport fait au comité de vaccine de la Haute-Marne, ce médecin a dit avoir guéri quatre individus atteints de dartres ulcéreuses vives, en insérant le virus vaccin autour des dartres par dix ou douze piqûres; ce qui a été rapporté par tous les journaux en février 1817.

découvertes précieuses, vers lesquelles l'état actuel
de la science permet de diriger les recherches.

§. VII. On ne peut point se prévaloir de l'intermittence de certaines fièvres, pour en conclure
qu'elles ne sont pas virulentes ; car il est facile de
prouver qu'un virus introduit dans le corps de
l'homme n'a point toujours l'activité propre à
quelques venins, à celui de la vipère, par exemple.
Nous savons que le virus vaccin inoculé ne cause
de trouble que vers le cinquième jour, le variolique
le huitième, celui de l'hydrophobie bien plus tard
encore. Cependant un virus est dans le corps de
l'homme, et s'il y reste inactif, c'est qu'il n'a point
acquis la force nécessaire pour la manifestation de
ses effets. Il la tire, cette force, de l'intérieur de
l'individu à la faveur des dispositions naturelles
ou acquises, et s'en sert pour susciter le premier
mouvement fébrile qui, dans toutes les maladies
virulentes, se manifeste par une horripilation, par
des frissons, ou par un froid quelquefois très-intense
que la chaleur suit immédiatement ; et la sueur ou
tout autre phénomène qui vient se dessiner à la
périphérie, est le troisième état qui complète la
période totale des fièvres virulentes. Le temps
qu'une fièvre met à la succession de ces trois états,
est la mesure du circuit entier qu'elle doit parcourir dans sa plus grande intensité. Toute fièvre
aiguë, quelle que soit sa durée ou son type, parcourt

ces trois états sans qu'il soit possible d'assigner,
pour chacun d'eux, une durée ou un nombre de
jours déterminé. Plus ils se prolongent, moins il y
a de danger ; et plus ils sont courts, non distincts,
ou que l'un d'eux manque, plus on doit craindre
pour les jours des malades. Des exemples nombreux
pris de la peste, de la fièvre jaune, du typhus et de
l'intermittente pernicieuse, nous persuaderaient
que ces fièvres sont le plus souvent mortelles,
1°. lorsque leur durée est de moins de cinq jours ;
2°. lorsque les trois états qui composent la période
de la maladie ne sont pas réguliers et distincts.

S'il en est ainsi des fièvres contagieuses en général,
la fièvre intermittente ne sera pas exclue du tableau
de ces dernières : son diagnostic nous apprend que
chaque accès se compose des trois états précités, et
qu'il est d'autant plus dangereux que ces états n'ont
point une succession régulière. Ne peut-on considérer chaque accès comme une révolution entière,
ou comme une période morbifique, laquelle com-
mencerait au moment où la cause virulente aurait
acquis assez d'énergie pour surmonter la résistance
vitale, et finirait lorsque cette dernière, à son tour,
aurait subjugué cette même cause ou l'humeur
virulente, qui s'épuise ou se neutralise, qui est
chassée au-dehors par la transpiration ou par les
éruptions, ou bien encore qui est déposée sur un
organe chargé de quelqu'excrétion qui la rejette,

ou sur tout autre organe dépourvu d'excrétion qui
la retient, ce qui est la terminaison la plus fâcheuse
qui puisse arriver? La tendance à la périphérie qui
coïncide avec la rémission des symptômes imminens
des fièvres virulentes, est bien manifeste dans l'intermittente au troisième temps de l'accès, qui est
celui de la sueur. Alors plusieurs parties du corps
se couvrent de plaques de couleur rouge, d'un
érysipèle fugace (1), d'éruptions miliaires fixes
ou mobiles, d'échauboulures, de pétéchies, de
phlictènes, etc. C'est alors que les urines déposent
un sédiment épais, et que les évacuations de toute
espèce reprennent leur cours ordinaire.

On taxera, si l'on veut, d'hypothèse cette manière
de voir une période morbifique dans un accès de
fièvre: j'avoue qu'elle prête à la discussion, et qu'on
peut l'attaquer et la défendre avec avantage; mais
quand même elle serait improuvée, cela ne chan-
gerait rien au fond de cet ouvrage; et sans vouloir
entraîner personne dans mon opinion, je dirai que
toutes les explications que je connais sur cette question, celle de Voullonne exceptée, m'ont paru
peu satisfaisantes. Dans cet état de cause, j'ai cru
pouvoir dire ma façon de penser (2).

(1) J'ai vu une intermittente pernicieuse érysipélateuse. J'ai
rapporté cette observation dans mes mémoires. L'érysipèle était
à la face, et disparaissait à la fin de l'accès.

(2) Différens corps ont reçu de la nature une fixité de forme,

Pour répondre à ceux qui nous opposeraient qu'on ne peut croire à la présence d'un virus dans le corps humain , sans admettre pareillement une action permanente et une suite non interrompue de symptômes et de phénomènes morbifiques jusqu'à la terminaison de la maladie, ce qui n'a pas lieu dans l'intermittente, nous rappellerons ce que nous avons dit, d'après Selle et Morton, des fièvres éruptives qui ont le type intermittent ; nous dirons encore avec Lind , que la marche des fièvres virulentes est ordinairement avec des rémissions ou des intermissions ; et nous ajouterons à ces preuves , que la plus terrible des maladies virulentes , l'hydrophobie, a des paroxismes bien marqués, et quelquefois des intermittences si sensibles , que pendant leur durée le malade , ayant le sentiment de son état, déplore les excès auxquels il s'est porté , et conjure les assistans de l'éviter pendant le paroxisme. Enfin, pendant l'accès même d'une intermittente pernicieuse épileptique , il y a des intervalles d'un

telle que leurs masses les plus grandes ne diffèrent pas de leurs fragmens divisés à l'infini. Le plus petit silex détaché d'un caillou , présente dans sa cassure naturelle les mêmes angles et les mêmes faces, à l'étendue près , qu'un bloc de ce minéral. Cependant avec toutes ces formes parfaites , il n'était précédemment qu'une portion perdue et confondue dans un agrégat à la forme duquel il contribuait seulement. N'avons-nous point là une image naturelle de la fièvre intermittente ? Celle-ci . dans sa durée, n'est-elle pas comme l'agrégat ? l'accès n'est-il pas, par rapport à elle , ce que le grain de silex était au caillou ?

quart-d'heure et de plus longs encore, pendant lesquels le malade est dans un calme profond, lorsqu'un moment après il offre le spectacle affreux des convulsions les plus déchirantes, auxquelles le calme vient succéder de nouveau. Il est probable que l'accès n'est qu'une forte excitation suscitée par le virus, et une attaque de ce dernier dont la résistance vitale triomphe pendant les premiers accès, mais qui, douée d'une force supérieure dans quelques cas, ou par ses attaques réitérées, vient à bout de subjuguer la résistance vitale, et de troubler les fonctions au point d'amener une terminaison fatale et plus ou moins prompte. C'est ce que Mercatus pensait des fièvres intermittentes, et qu'il a rendu en ces termes bien expressifs : *Perniciosior efficitur tertiana, ob venenosam ac pestilentem et contagiosam aliquam humoris qui è vasis ejaculatur conditionem, qui sanè eò quod moveatur, longè graviora efficit accidentia.* Dans l'intermittente pernicieuse, le danger va croissant à mesure que les paroxismes se succèdent, et d'une manière si évidente, que le médecin observateur peut indiquer l'accès et le jour auxquels la mort arrivera. Je dis la mort, car, de même que dans les empoisonnemens violens, il n'y a rien à attendre des ressources de la nature pour terminer favorablement cette fièvre ; circonstance que je signale comme indicative de l'existence d'un virus léthifère.

Comment pourrait-on ne pas croire à ce virus
doué d'une activité aussi grande que les poisons et
les venins, lorsqu'on trouve que l'intermittente
pernicieuse peut causer la mort au premier accès,
de même que la peste et la fièvre jaune qui tuent
quelquefois le jour même de leur invasion? On
doit penser de celle qui ne devient mortelle qu'a-
près plusieurs accès, que sa virulence s'est développée successivement, et que le virus n'a eu les
qualités léthifères, qu'après plusieurs réactions ou
coctions morbifiques qui ont lieu pendant les temps
de crudité et d'augment de cette fièvre. Il en est
ainsi des virus vaccin et variolique, qui sont im-
parfaits le jour où les boutons se forment, mais
qui sont d'autant plus pourvus de leurs qualités
contagieuses, que la maladie est plus près de son
apogée; et que, passé cette époque, la matière que
ces boutons renferment, perd de ces mêmes qualités, et finit par être impropre à la propagation
de ces maladies. Des expériences faites sur la peste
semblent nous dire, que le pus des bubons qui
existent encore sur les hommes convalescens, ne
communique point cette maladie. Une progression
semblable à celle des fièvres exanthémateuses virulentes, a lieu dans la fièvre intermittente. En général on peut dire, que, quelles que soient les intermissions et l'uniformité de cette fièvre pendant toute
sa durée, elle a, néanmoins, dans la première et la

14

seconde semaine, une progression qui n'échappe
pas à l'attention du praticien. Cette progression
correspond aux époques de crudité et d'augment
des fièvres continues ou rémittentes. La troisième
semaine est le temps de leur apogée, et c'est alors
qu'on obtient des guérisons naturelles, observation
qui date du temps d'Hippocrate : c'est alors aussi
que commence le déclin de la maladie. La persé-
vérance de la forme intermittente, dans les temps
suivans, n'est, le plus souvent, qu'une habitude
morbifique contre laquelle le quinquina a fort
est peu d'action, parce que la virulence de la fièvre
annihilée (1). On observe encore que dans les
pays humides et chauds, la fièvre intermittente
a, dès son début, une forme bien caractérisée ;
les accès en sont bien prononcés ; au lieu que,
lorsqu'elle est sporadique, elle est en quelque
sorte incertaine dans sa marche et sur le type
qu'elle doit prendre ; ce qui doit faire penser que
la cause de celle-ci est imparfaite, et qu'elle a
toutes les qualités dans la première.

Nous concluons de tout ceci, que l'interruption
des phénomènes morbifiques, ou l'intermittence,

_ (1) J'ai considéré ainsi les fièvres quartes anciennes. Voyez
mon mémoire sur l'*Utilité des Synapismes* contre ces fièvres.
(*Nouvelle Thérapeutique, etc.*) Depuis que j'ai publié les heu-
reux résultats de ce moyen perturbateur, plusieurs médecins
des armées ont répété mes expériences avec un égal succès.

ne peut être citée pour preuve de l'absence du virus.

On pourrait donner d'autres probabilités de l'existence du virus de la fièvre intermittente ; mais nous devons limiter nos recherches. Seulement nous ajouterons ici quelques propositions ou corollaires, qui nous paraissent fortifier ce qui vient d'être établi par la discussion. Nous sommes porté à croire,

1°. Que chaque accès est une attaque nouvelle du principe virulent;

2°. Que le virus est en partie expulsé à la fin de chaque accès, par un mouvement intérieur, analogue à celui par lequel les crises ont lieu dans les autres fièvres ;

3°. Qu'après chaque accès il reste dans le corps une portion de la matière morbifique virulente, qui est augmentée par le concours des causes externes ;

4°. Que, plus ces causes sont actives, plus la virulence est grande ou mortelle ;

5°. Que la fièvre devient d'autant plus pernicieuse, qu'il se forme plus de matière virulente qu'il n'en a été évacué pendant les accès;

6°. Qu'il est mathématiquement vrai que les forces médicatrices de la nature sont nulles, lorsque la virulence est portée à un très-haut degré;

7°. Qu'il est également vrai que la médecine

14*

possède un moyen efficace pour détruire cette
virulence ;

8°. Que dans tous les temps de la maladie,
depuis son commencement jusqu'à son apogée, on
peut employer ce moyen et neutraliser le virus;
ce qui serait impraticable et nuisible même dans
beaucoup d'autres fièvres ;

9°. Que le rétablissement des forces vitales a
lieu pendant l'intermittence ;

10°. Que plus l'intermittence est longue, plus
les forces se régénèrent ;

11°. Que plus le malade est exposé aux causes
générales, plus il facilite la formation du virus ;

12°. Que la cessation subite de la maladie, lorsqu'on change de pays, prouve la proposition
précédente ;

13°. Que les moyens perturbateurs dont nous
avons fait un utile usage contre les fièvres quartes
anciennes, agissent en relevant les forces vitales
et en rompant l'habitude morbifique ;

14°. Que les fébrifuges agissent de même sans
doute; mais que le plus sûr de tous, le quinquina,
agit en détruisant le virus, par une sorte de neutralisation ;

15°. Que la suppression subite des accès, par le
quinquina, prouve non seulement cette dernière
proposition, mais encore la plupart de celles que
nous venons d'énoncer.

SECTION III.

*Des Moyens de distinguer la Fièvre intermittente
contagieuse de celle qui ne l'est pas.*

La fièvre intermittente est-elle toujours contagieuse ? Telle est la question fort épineuse qui se
présente à traiter. La difficulté d'y répondre vient
de ce qu'on n'est point d'accord sur ce qu'on doit
entendre par contagion. Quelques auteurs, absolus
dans leur manière de voir, ne l'admettent que lorsqu'il y a un virus patent, et que la communication
visible qui s'en fait entre deux individus, l'un malade, l'autre en santé, produit dans celui ci une
maladie pareille à celle du premier ; par conséquent ils refuseraient d'admettre comme contagieuses, des maladies qui, n'étant point telles de
leur essence, le deviendraient par accident, ou
celles qui prendraient une autre forme en se trans-
mettant ; et s'il s'agissait de ces épidémies dont le
nom est synonyme de la mort, ils n'y verraient que
des causes générales tirées de l'air et des alimens,
et jamais des causes contagieuses qui résultent du
rapprochement des malades, de leur grand nombre
dans des lieux étroits, de la saleté, de la misère,
ou de l'idiosyncrasie de quelques sujets. Nous ne
saurions approuver cette rigueur de raisonnement
qui tend à repousser des faits d'observation, pour

cela seulement que nous manquons de sagacité pour les connaître ou pour les expliquer. Il nous paraît, au contraire, qu'il y a contagion toutes les fois qu'une maladie peut être attribuée au rapprochement de deux individus, l'un sain, l'autre malade. Il importe même fort peu que la maladie contractée soit aussi véhémente, ou tout-à-fait semblable à celle qui a précédé. Il nous suffit de savoir que la cause en a été prise dans un sujet malade, pour reconnaître qu'il y a eu transmission, infection, contagion. On ne doit point confondre l'essence de la maladie avec sa forme ; l'une en est le principe, l'autre le développement. La première est indépendante, et douée d'une force plus ou moins inerte et assez constante ; la seconde est soumise à toutes les circonstances particulières à l'individu, et par conséquent susceptible de varier en plus ou en moins. S'il était possible de poser, à l'égard des maladies, des règles mathématiques, nul doute que la contagion ne dût y être soumise ; mais en pareil cas les prémisses ne pouvant être données d'une manière absolue, puisque l'action des causes des maladies n'est que relative, on ne pourra pas non plus en déduire des conséquences rigoureuses, ni indiquer d'une manière absolue quelles sont les maladies qui se répandent par contagion. Il sera plus sage de s'en rapporter à ce que l'expérience aura démontré, sans exiger qu'elle donne toujours les mêmes résultats, et nous devrons croire d'autant plus à la contagion, que l'analogie nous en aura fait voir la possibilité. Cette manière de procéder doit nous faire connaître la vérité, plutôt que cette sévérité dogmatique par laquelle on veut soumettre les maladies à un ordre immuable, et qui force à méconnaître même ce que l'observation avoue. Nous pensons donc qu'il est à propos de donner plus d'extension au sens qu'on doit attacher au mot *contagion*.

On peut définir la contagion, la fécondation d'un germe morbifique par une matière qui s'est formée dans un animal pendant le cours d'une maladie parvenue à sa plus grande intensité; et nous appellerons contagieuse toute maladie qui, née spontanément ou acquise par cette fécondation, peut être communiquée à un individu en santé. Nous nous abstiendrons de dire combien on peut en compter; mais nous sommes loin d'en restreindre le nombre à quatre, comme on l'a fait dernièrement dans le *Dictionnaire des Sciences médicales*, savoir : la peste, la vérole, la variole et la vaccine (1). Les principes que nous avons posés

(1) Le docteur James Carmichael-Smyth a fait, des fièvres contagieuses, une distinction très-satisfaisante. (Voyez *a Description of the Jail-Distimper, etc.*, ou *Description de la Fièvre des prisons*, etc. Londres, 1795.) Il considère les unes comme étant des *contagions spécifiques*, et les autres comme

comportent une plus grande étendue, et nous nous
rangeons du côté des médecins qui pensent que
certaines maladies deviennent contagieuses à la
faveur des causes aggravantes, tandis que dans
d'autres temps et dans d'autres lieux elles ne se
communiquent pas (1).

des *contagions générales ou putrides*. Dans les premières, il
comprend la petite-vérole, la rougeole, etc., qu'on ne peut
avoir qu'une fois dans la vie; dans les secondes, sont les fièvres
épidémiques contagieuses, les typhus, etc., qu'on peut avoir
plusieurs fois, et qui sont produites par les causes générales ou
particulières qui placent l'homme dans une atmosphère infectée
par des miasmes.

(1) Cette conjecture s'étend à beaucoup de maladies, non-seulement aiguës, mais même chroniques; et avec un peu d'application
on arrivera, peut-être, à lui accorder un grand fonds de vérité.
Je ne serais pas éloigné de croire qu'elle ne puisse contribuer à
terminer le différend qui existe sur la contagion de quelques
maladies, de la phthisie pulmonaire, par exemple. Celle-ci est
beaucoup plus active dans les pays chauds et marécageux, et elle
y reçoit des complications plus graves que dans les pays d'une
température douce; probablement aussi elle y acquiert la qualité contagieuse qui a été démontrée hors de doute par le professeur Baumes, dont la pratique est très-étendue dans toute la
partie du Languedoc qui touche la mer. Si la raison que je
donne ici de la contagion de la phthisie pulmonaire a quelque
fondement, on sera porté, sans difficulté, à croire aux assertions
des médecins de Paris qui ont écrit que cette maladie n'est pas
contagieuse, et en même-temps on ne révoquera pas en doute
celles du professeur Baumes qui a soutenu le contraire. Par ce
moyen on concilierait des opinions diamétralement opposées, et
l'on se persuaderait qu'il est vicieux de généraliser certaines propositions.

C'est particulièrement dans la classe des fièvres
que se trouvent les maladies contagieuses, parce
que le germe de ces mêmes maladies ne peut point
être développé sans qu'il survienne un trouble
général. Nous admettons donc, ainsi que nous
l'avons déjà fait, une matière transmissible qui
développe le germe de la fièvre intermittente, sans
exiger toutefois que sa présence soit démontrée
à priori. En raisonnant ainsi, nous serons mieux
d'accord avec les faits que ceux qui veulent que
dans toute maladie contagieuse on leur en montre
le virus. Nier une opération de la nature et ses
résultats, parce qu'on n'en voit point la cause, c'est
afficher un scepticisme qui devient funeste à l'humanité. Il est plus à propos de raisonner d'après ce
qui est, que d'après ce qu'on suppose devoir être.
Il faut reconnaître qu'il y a contagion lorsqu'elle
tombe sous les sens, et conclure alors à l'existence
d'un virus patent ou occulte, comme une conséquence rigoureuse ; car il n'y a pas de contagion
sans virus, mais il peut exister des virus sans contagion.

Nous avons dit que certaines maladies deviennent
contagieuses par le concours des circonstances aggravantes, de même que des maladies contagieuses
cessent de l'être à la faveur des circonstances qui
arrêtent leur activité. Pour prouver le premier chef
de cette proposition, prenons le typhus nosocomial,

maladie contagieuse qu'on peut produire à volonté:
supposons que sous le règne d'une constitution morbifique féconde en fièvres synoques simples, ou en
catarrhales bénignes, on réunisse un grand nombre
de malades dans un local étroit et mal aéré où la
propreté ne sera pas entretenue : bientôt ces fièvres
inflammatoires, simples dès leur origine, deviendront putrides ; elles passeront à la malignité, et
deviendront enfin contagieuses. Alors elles auront
le véritable caractère du typhus nosocomial ; la
contagion en sera évidente chez quelques sujets,
et douteuse chez d'autres ; mais il ne sera pas moins
vrai que des maladies qui n'étaient point essentiellement contagieuses, le sont devenues par accident.
Après la bataille de Leipsick, en 1813, une portion
des troupes et des administrations de notre armée
se trouvant dans Torgau sur l'Elbe, y souffrirent des
privations de toute espèce, et des affections morales, inséparables d'une grande réunion d'hommes
dans une ville assiégée. Aussi, et je tiens ceci de
bonne part, la fièvre constitutionnelle y prit-elle
la forme pestilentielle ; elle fut avec des bubons,
des pétéchies, le plus fréquemment avec la gangrène des extrémités, et causa la mort à beaucoup
de monde. Elle ne fut rendue si véhémente que
par l'entassement des hommes dans les maisons et
dans les hôpitaux, par les privations de toute espèce, les peines morales, etc.; et si, comme on le

rapporte, elle fut contagieuse, ce caractère lui vint spontanément : l'importation de la contagion ne peut être admise dans l'état de blocus de cette ville. Quelques personnes lui donnèrent le nom de peste, d'autres de typhus. Nous ignorons, rigoureusement parlant, si elle fut contagieuse : on serait parfaitement éclairé sur son caractère, si le médecin en chef de l'armée, M. le baron Des-Genettes, qui se trouva renfermé dans cette place, avait fait connaître ce qu'il fut à portée d'y observer sur cette fièvre.

Nous avons dit aussi que les maladies contagieuses cessent de l'être à la faveur des circonstances qui arrêtent leur activité : cette dernière proposition n'est pas plus difficile à prouver que la première ; nous pourrions rappeler ici ce que nous avons exposé dans la première partie, d'après Lind, que des malades atteints de la fièvre jaune en Amérique, ayant été embarqués et conduits en pleine mer, furent ainsi soustraits au danger de cette maladie ; et nous pourrions étayer l'assertion du médecin anglais, de celle de Savaresy ; mais il suffit de faire remarquer 1°. que les maladies qui sont soumises à l'ordre des saisons, cessent leurs ravages avec celles qui leur ont été favorables ; limite heureuse qui leur est donnée par la nature, sans laquelle ces maladies ne quitteraient les contrées qu'elles affligent, qu'après en avoir épuisé la population, telle est la peste ; 2°. que la constitution propre à quelques individus rend nulle l'atteinte de certains virus ; de celui de la vérole, par exemple, chez les hommes qui travaillent au mercure ; 3°. que l'absence de la disposition naturelle est un préservatif contre d'autres maladies virulentes, savoir, la variole et la vaccine inoculées à l'homme noir, ou bien encore à l'homme blanc qui les a déjà éprouvées. Je pourrais indiquer d'autres maladies contagieuses qui sont enrayées par des causes qui nous sont également connues, et dont le principe virulent n'a qu'une action relative et non point absolue ; mais c'est à dessein que je me borne aux quatre dont il vient d'être question, parce que dans ces derniers temps elles ont été dites les seules contagieuses. La raison que l'on peut donner dans ces cas du défaut de contagion, savoir, l'absence des circonstances favorables, sera le contre-pied de celle qui explique la contagion elle-même qui se fait par le concours des circonstances aggravantes.

On trouve dans les individus même des causes qui modifient le caractère de certaines fièvres : ceci doit s'entendre particulièrement des dispositions que nous avons distinguées en naturelle ou héréditaire, et en acquise ou accidentelle. Le développement de la première, en détruisant le germe, détruit aussi pour quelque temps la disposition

acquise (1) ; de même que celle-ci étant développée, dispense de la maladie pour quelque temps.
Il faudrait écrire longuement pour exprimer ce
que nous pensons à cet égard ; mais notre dessein
étant d'éviter les digressions, nous nous bornerons
à indiquer les faits qui feront sentir ce que nous
voulons éviter d'exposer avec détail. Nous dirons
donc que les épidémies contagieuses qui sont trans-
portées dans des pays lointains, ne s'y établissent
qu'à la faveur des dispositions naturelles ou acquises ; par exemple, la fièvre jaune ne s'est pas
montrée au nord de l'Europe, parce que les chaleurs
n'y sont pas assez fortes pour disposer les habitans
à cette fièvre ; voilà pourquoi les importations que
le commerce a pu y en faire, ont été sans effet,
comme les semences des plantes, qui ne lèvent pas
lorsqu'elles sont mises dans des terres ingrates.
Mais lorsqu'une de ces épidémies parvient à
s'établir sur une terre où elle était inconnue,
elle y est plus meurtrière que dans le pays d'où

---

(1) Ces deux dispositions sont rendues sensibles dans la peste.
Le docteur Pâris, dans un mémoire déjà cité, rapporte que
pendant les épidémies de cette maladie, les cicatrices des anciens bubons deviennent douloureuses, sans que les hommes
aient de nouveau la peste. Ceci indique une disposition acquise
trop faible pour que la maladie se développe, et prouve en
même-temps que ces hommes ne sont pas à l'abri de l'influence
épidémique ; car, ajoute le docteur Pâris, leurs cicatrices sont
d'autant plus douloureuses, que l'épidémie a plus de force.

elle tire son origine , parce que , ou la disposition
à cette maladie est très-grande étant préparée depuis
long-temps , ou bien l'organisme contribue directement à son activité , ou bien encore il éprouve un
trouble extrême, étant pris, en quelque sorte, au dépourvu, parce qu'il n'est pas fait à de telles attaques ;
car nos organes doivent être familiarisés avec les
causes des maladies pour leur résister. Mais il ne
serait pas étonnant que ces épidémies ne fissent sur
le physique une impression telle , que la disposition
à les avoir serait transmise par les parens , comme
on en a des exemples dans la variole et dans la
rougeole , et comme on croit, aux Etats-Unis , que
les germes de la fièvre jaune y ont été apportés
des Antilles , car elle n'y a régné que bien long-
temps après qu'elle a eu exercé ses ravages entre
les tropiques. C'est à l'observation à nous ap-
prendre si les choses se passent ainsi en Espagne.

La disposition accidentelle se développe toutes
les fois qu'un état insolite de l'atmosphère augmente l'activité des causes morbifiques, ou que
celles-ci s'étant exercées pendant quelque temps ,
et même pendant quelques années , ont donné une
disposition excessive. Cela arrive dans les pays où
il y a une sorte de périodicité dans les retours des
épidémies. La peste, le typhus, la fièvre jaune et
l'intermittente, reviennent épidémiquement dans
le même pays au bout de quelques années ; leurs

retours ont souvent un ordre périodique, c'est ce
que beaucoup d'auteurs rapportent (1) ; mais dans
la plupart des épidémies il y a contagion, et l'on
ne saurait persuader du contraire en disant que
tous ceux qui sont malades le sont par le fait de la
constitution atmosphérique. Je répondrais qu'il
n'y a point d'épidémie à laquelle on ne puisse se
soustraire en se séquestrant. C'est sur ce principe
vrai que sont fondées les quarantaines ; qu'en
Egypte les Francs se garantissent de la peste en
s'isolant ; qu'en Amérique, et principalement aux
Etats-Unis, où la fièvre jaune est commune aux naturels du pays et aux étrangers, on en est à l'abri
lorsqu'on s'éloigne des villes et des bords de la
mer pour chercher un asile à l'intérieur des terres
où l'on a grand soin de ne pas admettre des malades ; et que dans plusieurs villes de la chrétienté
qui ont été désolées par des épidémies, les cou-
vents étaient des lieux que la maladie épargnait
tant que leurs habitans ne communiquaient point
avec les personnes du dehors. Le professeur Berthe
assure que l'arsenal de Cadix, dont l'entrée est
toujours interdite à tous ceux qui sont étrangers à
la marine royale, fut exempt de la fièvre jaune

(1) Papon, historien de la peste, rapporte qu'elle reparaît
tous les cinq ans dans les divers cantons de l'Egypte. L'épidémie
de fièvre catarrhale adynamique que j'observai en Istrie en 1806,
y règne tous les sept ans ; ce qui m'a été certifié par les médecins du pays.

qui régnait à Cadix , jusqu'à ce qu'on y eût admis
une frégate qui avait quelques malades à bord ;
mais il remarque , judicieusement, que les forçats
qui étaient employés dans cet arsenal , perdirent
beaucoup plus de monde proportionnellement que
les autres classes , et qu'à Séville la mortalité emporta près de la moitié des malades , dans la
classe inférieure du peuple , lorsque la perte
n'était que d'un dix-huitième parmi les riches.
Il est certain que, dans toutes les épidémies,
les personnes fortunées en souffrent moins que
la classe moyenne , et celle-ci encore moins que
le peuple ; cependant l'atmosphère est commune
à tous. Il faut donc reconnaître que la mortalité ,
qui est plus grande chez le pauvre que chez le
riche, est l'effet non-seulement des causes générales , mais même de la contagion.

De Humboldt , après avoir examiné avec autant
d'impartialité que de justesse , les preuves données
pour et contre la contagion de la fièvre jaune, en
a conclu très - sagement que cette fièvre « n'est
» pas contagieuse par sa nature, ni sous la zone
» tempérée , ni dans les régions équinoxiales du
» nouveau continent. Je dis par sa nature, car,
» ajoute-t-il, il n'est pas contraire à l'analogie que
» présentent d'autres phénomènes pathologiques,
» qu'une maladie qui n'est pas essentiellement
» contagieuse, puisse, sous une certaine influence

» du climat et des saisons, par l'accumulation des
» malades et par leur disposition individuelle ,
» prendre un caractère contagieux. » Notre manière de considérer la fièvre intermittente sous le
rapport de son caractère contagieux, est absolument conforme à celle de De Humboldt sur la
fièvre jaune.

En consacrant ces deux principes, savoir : 1°. que
les maladies épidémiques peuvent parvenir à un
degré d'intensité très-grand ; 2°. qu'elles sont modifiées par la disposition des individus et par les
circonstances qui leur sont particulières , nous
avons posé les bases de la distinction qu'on doit
établir entre une fièvre intermittente contagieuse ,
et celle qui ne l'est pas ; ou pour mieux dire ,
nous avons reporté cette fièvre à l'ensemble et au
nombre de celles qui peuvent atteindre divers
degrés d'intensité ; ce qui n'a rien de déraisonnable ;
car, ainsi que l'observe Lind , il n'est pas de fièvre,
quelque bénigne et simple qu'elle soit, qui ne
puisse devenir plus intense et se répandre par contagion ; et le professeur Baumes , que l'action des
émanations virulentes des marais produit depuis
la fièvre intermittente la moins putride, jusqu'à
la fièvre pestilentielle la plus développée (1).

En raisonnant ainsi, nous confirmons ce que
nous avons déjà dit du caractère de la fièvre inter-

(1) *Des effluves marécageux*, etc. Nîmes , 1789.

mittente, et des analogies d'origine et de nature de celle-ci avec les fièvres contagieuses. On commettrait une erreur très-grande, si on la considérait comme une maladie essentielle et absolument distincte des autres fièvres. Nous avons prouvé au contraire qu'elle n'est qu'une forme ou un mode d'être, de la maladie générale ou universelle, qui, selon les temps, les lieux et les habitudes de l'homme, est tantôt la peste, tantôt la fièvre jaune, et d'autres fois le typhus. Nos preuves ont eu en leur faveur le sentiment des nosologistes qui, sans avoir égard au type de toutes ces fièvres, n'ont établi entre elles d'autre distinction, que celle qui résulte de leur atteinte sur les organes principaux ou sur les différens systêmes du corps humain. Par conséquent la fièvre intermittente n'étant pas différente des autres fièvres par sa nature, ne peut être considérée comme une maladie qui serait exempte des accidens qui donnent aux autres fièvres le caractère contagieux.

Nous dirons donc qu'elle peut être bénigne, ordinaire ou pernicieuse, de même que les autres fièvres, et devenir contagieuse de même que celles-ci, puisqu'il est vrai que, comme elles, elle est soumise à l'empire des causes qui en modifient le caractère et en augmentent l'intensité.

C'est ici le lieu de prévenir une objection qu'on pourrait nous faire, en s'étayant de ce que nous

avons considéré la fièvre intermittente comme placée à un degré inférieur à celui de la fièvre jaune
et de la peste. On pourrait nous opposer que la fièvre
jaune est quelquefois bénigne et incapable de se
communiquer, assertion donnée par le docteur
Bally ; que la peste, qui n'a pas toujours la même
intensité, peut bien ne pas être contagieuse dans
tous les cas, comme on doit le penser de celle que
le baron Des-Genettes appelle peste au premier
degré ; et que, par conséquent, la fièvre intermittente ne doit point être contagieuse, puisque nous
n'avons vu en elle que le *minimum* de la fièvre
jaune ou de la peste. Nous répondons qu'on ne
peut conclure qu'une fièvre n'est pas contagieuse,
parce que, dans quelques cas, elle ne parvient pas
au degré d'intensité qui lui donne ce caractère.
L'exception ne détruit point la règle. Nous opposer que la fièvre intermittente ne peut être contagieuse, parce que, avons-nous dit, elle est inférieure à la fièvre jaune, c'est refuser ce même
caractère au typhus du nord, dont l'intensité, avons-
nous dit également, est moindre que celle de l'intermittente pernicieuse. Mais la contagion du typhus
n'étant pas révoquée en doute, on devra l'admettre
aussi pour la fièvre intermittente, que nous avons
trouvée supérieure au typhus, lorsque nous avons
considéré ces maladies sous le point de vue de leur
succession continentale et de l'influence que la

15*

température de l'atmosphère exerce sur elles. A
cette considération nous ajouterons : 1° que la
disposition aux maladies endémiques virulentes ,
résultant de l'impression des causes générales
externes sur le corps humain , et de la disposition de ce dernier , devient une faculté passive
qui est diversement répartie à tous les hommes; ce
qui fait que ces maladies ne sont pas contagieuses
pour tous, mais pour le plus grand nombre; 2°. que,
selon la latitude des divers pays, ces maladies ont
bien des formes différentes , mais que leur nature
est la même partout; 3°. que dans tous les lieux,
le corps humain est comme un laboratoire dans
lequel les causes internes et externes se combinent,
et donnent pour produit des fermens virulens ,
dont la nature est indéterminée ; 4°. et que chacune
des maladies endémiques virulentes , savoir, la
peste, la fièvre jaune, l'intermittente et le typhus,
doit être considérée comme une puissance qui est
dans toute sa force dans les lieux de sa résidence
naturelle : là , pour établir son funeste empire ,
elle s'approprie les fermens virulens , et tout ce
qui peut étendre son domaine, au détriment même
des autres maladies. En Egypte , la peste étant
dominante, sa virulence est augmentée autant par
les causes générales éloignées ou prochaines, que
par la disposition des sujets ; et toutes les maladies
susceptibles de prendre un caractère virulent ,

se convertissent en sa propre nature. Nous l'avons
déjà prouvé. Il en est de même de la fièvre intermittente sur les deux continens. En Amérique,
par exemple, dans les régions du sud, elle se
répand par contagion, dit le docteur Bally; sans
doute, cette contagion attaque les naturels du
pays aussi bien que les étrangers; mais il est à
présumer qu'elle est plus sensible chez les premiers, et beaucoup moins chez les seconds, parce
que, dans ceux-ci, la maladie, ainsi communiquée,
étant beaucoup plus intense, se change probablement en fièvre jaune, et qu'alors elle est considérée, mal-à-propos, sous un autre aspect, ou
comme n'étant plus intermittente. Si un pareil
changement étoit observé en France sur un sujet
isolé, on dirait que c'est une fièvre intermittente
larvée ou pernicieuse. Quoi qu'il en soit, il n'est
pas moins vrai que, chez les naturels et chez les
étrangers, en Amérique, la maladie endémique
met en mouvement tout ce que les causes générales ont donné de dispositions aux maladies virulentes, et qu'elle est intermittente contagieuse
pour les uns, et fièvre jaune également contagieuse
pour les autres. En Europe, la fièvre intermittente
est la seule maladie dominante, et en s'y appropriant
tous les fermens virulens, elle devient, au midi
de cette région, ce que le typhus est au nord, la
peste en Egypte, et la fièvre jaune pour les étran-

gers en Amérique. On pourrait personnifier ce monstre *tétragéogénique*, qui, sous quatre formes différentes, dévore l'espèce humaine, et en faire une hydre dont le corps plongé dans le limon des marais, en laisserait sortir quatre têtes hideuses dont l'une soufflerait la peste vers l'orient; l'autre la fièvre jaune vers le midi; la troisième, tournée vers l'occident, y vomirait la fièvre intermittente pernicieuse; et la quatrième allumerait, au milieu des glaces du nord, le feu dévastateur du typhus contagieux.

Après avoir exposé que la fièvre intermittente est bénigne ou pernicieuse, et qu'en Europe elle s'approprie les fermens virulens qui se forment dans l'homme à la faveur des causes tant internes qu'externes, de même que la peste en orient, et la fièvre jaune en Amérique, nous dirons qu'on ne peut point indiquer d'une manière précise les cas où elle est contagieuse, parce que ce caractère lui est donné par un concours de circonstances dont la connaissance, le nombre et la proportion, se dérobent à la sagacité humaine. Mais puisqu'il est des traits auxquels on peut connaître celle qui est d'un caractère grave et pernicieux, ou bien encore celle qui règne d'une manière épidémique, on se guidera par ce diagnostic comme dans les autres fièvres, et l'on devra penser que plus elle aura de symptômes pernicieux, plus elle sera contagieuse;

et que plus elle sera bénigne, moins elle pourra se
communiquer. Nous allons faire connaître quelques-uns de ces traits; et pour ne pas répéter ce qui
a été suffisamment exposé dans le cours de cet
ouvrage sur les différentes propositions qui se sont
offertes à notre examen, nous nous bornerons à
énumérer 1°. les circonstances indicatives de la
contagion ; 2°. celles qui la facilitent ; 3°. celles
qui lui sont opposées; 4°. enfin, nous indiquerons
quel est le caractère propre de cette contagion.

Circonstances indicatives.

1°. Sera contagieuse toute fièvre intermittente
qui a le caractère pernicieux ;

2°. Celle qui, étant épidémique, se montre
d'abord dans la classe pauvre du peuple, et qui
parvient progressivement aux classes les plus
aisées ;

3°. Celle qui s'accompagne de pétéchies, d'éruptions miliaires, de pustules, d'engorgemens phlegmoneux des glandes, ou de convulsions;

4°. Celle enfin où il y aura des cardialgies ou
des vomissemens semblables à ceux du cholera,
des flux dysentériques, lyentériques, etc.

Circonstances qui facilitent la Contagion.

1°. Le contact immédiat par les personnes ou

par les vêtemens , l'air qu'un malade expire, et la vapeur qui sort de son lit, sont les moyens par lesquels cette contagion a lieu.

2°. Toute fièvre intermittente épidémique peut devenir contagieuse.

3°. Une fièvre continue épidémique contagieuse, survenant dans un pays marécageux, rend la fièvre intermittente contagieuse sans en changer le type.

4°. Un pays marécageux, la saison chaude, les variations de l'atmosphère, la saleté des vêtemens, les rassemblemens d'hommes, et tout ce qui peut engendrer le typhus, donnent à la fièvre intermittente le caractère contagieux.

5°. Le temps de la maladie le plus propre à la contagion, est le second septénaire, et plutôt même si elle a un caractère très-aigu.

6°. La contagion se fait plus facilement parmi les étrangers que parmi les anciens habitans ;

7°. Parmi ceux qui n'ont jamais éprouvé cette fièvre ;

8°. Moins dans l'adolescence que dans l'âge viril ; plus chez l'homme que chez la femme.

9°. Une vie déréglée et les passions violentes ou tristes y disposent singulièrement.

10°. Le pauvre y est plus sujet que le riche.

11°. On doit considérer la faculté contagieuse comme pouvant exister d'une manière sporadique, lorsqu'elle est favorisée par une forte disposition

de quelques sujets dans les lieux où la fièvre intermittente est endémique, ou dans ceux où les
causes en sont comme groupées accidentellement.

Circonstances qui s'opposent à la Contagion.

1°. La propreté du corps et l'isolement préservent de la contagion.

2°. L'habitude du climat procure le même avantage dans quelques cas.

3°. La saison froide arrête cette contagion.

4°. Les émonctoires, les pertes naturelles du
sexe, l'enfance et la vieillesse sont des états qui
s'opposent à la contagion.

5°. L'intermittente symptomatique, sporadique,
et le plus souvent l'endémique, ne se communiquent pas.

6°. Il est probable que celle dont les accès se ré-
pètent d'une manière indéterminée, n'a jamais été
contagieuse ou qu'elle a cessé de l'être.

Caractère propre de cette contagion.

1°. La contagion de la fièvre intermittente n'a
qu'une activité moyenne ; elle se fait le plus souvent par les sueurs.

2°. Elle n'a pas lieu sans le concours des dispositions naturelle ou acquise.

3°. Elle ne se propage pas dans une longue succession.

4°. Elle produit ordinairement des fièvres du même type, mais pas toujours de la même intensité que celle qui a donné naissance à la matière contagieuse.

5°. De toutes les fièvres contagieuses connues, celle-ci paraît être la plus bénigne, celle dont la contagion s'éteint le plus promptement, et qui produit presque toujours des fièvres moins graves que celles qui l'ont précédée.

La seconde partie de ces Recherches était réservée à faire connaître quelle est la source des virus en général, quelles sont les circonstances qui rendent certaines fièvres contagieuses, et nous nous sommes attaché spécialement à démontrer que la fièvre intermittente devient plus intense par le concours des mêmes circonstances qui donnent aux autres fièvres la faculté de se répandre par contagion ; première probabilité de l'existence d'un virus. D'autres probabilités se sont jointes à celle-là, et nous avons reconnu aussi que cette fièvre n'est pas toujours contagieuse. Jusqu'à présent la théorie a expliqué les faits : actuellement les faits doivent justifier toutes les conséquences que nous avons déduites des raisonnemens.

TROISIÈME PARTIE.

Des Faits qui prouvent la Contagion de la Fièvre intermittente.

Nous avons remis à la troisième Partie de ce travail, pour faire connaître les observations qui doivent justifier ce que nous avons exposé en théorie. Nos lecteurs, quoique persuadés déjà que la fièvre intermittente est contagieuse, veulent aussi que les faits confirment ce que l'induction et l'analogie ont fourni de preuves en faveur de la question importante qui nous occupe. Tout ce qui a précédé le récit que nous allons faire, doit être considéré, en effet, comme une instruction nécessaire pour examiner, avec connaissance de cause, les faits qui vont être soumis à l'examen. Puissions-nous parvenir à donner, sur la contagion de la fièvre intermittente, cette persuasion intime qui est dans notre esprit exempt de toute prévention. Nous ne cacherons même point que nous avons combattu long-temps avant de renoncer aux anciennes doctrines qui rejettent la possibilité d'une telle contagion ; mais les preuves ont été si démonstratives, que nous ne pouvons nous refuser plus long-temps à l'évidence, et nous cédons au sentiment qui nous presse, de sacrifier à la philantropie cette fidélité scolastique qui asservit aux anciens préceptes. En conséquence, nous terminerons ce travail par la narration des faits dont nous avons été témoin, et de ceux que des auteurs dignes de foi rapportent d'après leur propre observation.

ARTICLE Ier.

Fièvre intermittente pernicieuse qui, s'étant communiquée à quatre personnes de la même maison, leur a donné une tierce ordinaire.

Au mois de juillet 1811, étant en Catalogne, chargé du service des hôpitaux militaires de Gironne, je fus appelé par un habitant de la ville, M. S**., juge de paix, pour traiter la nourrice de son fils, femme âgée de 25 ans environ, originaire de Bagnols, et qui depuis deux mois seulement habitait Gironne. Le lendemain d'un premier accès cette femme étant sans fièvre, prit un vomitif qui produisit des évacuations bilieuses par haut et par bas. Le troisième jour de la maladie, accès de fièvre. Le quatrième, autre accès avec un trouble extrême, des cardialgies, des vomissemens difficiles, une impatience générale, quelquefois absence de la raison, et une grande agitation à laquelle succédait alternativement un calme qui tenait d'une

insensibilité totale , ou d'une prostration extrême
des forces. Cependant on ne pouvait presser tant
soit peu l'estomac sans y causer une grande douleur.
La figure était décomposée , le corps couvert de
pétéchies , et le pouls petit, fréquent et déprimé.
Cet accès , qui avait commencé à trois heures
après midi , ne se termina qu'après minuit. Alors
le pouls s'était relevé , les yeux restèrent tristes et
inquiets , la face jaune, les facultés intellectuelles
obtuses, et la faiblesse des plus grandes. A ces symptômes je ne pus méconnaître une intermittente
pernicieuse, et je conseillai le quinquina à prendre
de deux en deux heures , à la dose de deux
gros , avec addition de quelques gouttes de
laudanum liquide de Sydenham. Les premières
prises furent rejetées. Une potion gommeuse
antispasmodique fut donnée, dans la vue de
calmer l'irritation de l'estomac ; et ce ne fut
qu'avec beaucoup de peine qu'on parvint à faire
garder quelques portions du fébrifuge. Mais à trois
heures après-midi , l'accès revint avec les mêmes
symptômes que la veille; d'heure en heure il acquit
une plus grande intensité , et la mort finit cette
scène de douleur le lendemain à huit heures du
matin. Cette femme n'avait cessé d'allaiter son
nourrisson qu'à l'avant-dernier accès, qui nous avait
indiqué le caractère pernicieux de cette fièvre.

Dans le mois qui suivit cette mort, tous les habi-

tans de cette maison, moins une domestique, éprouvèrent la fièvre tierce. L'enfant, âgé de dix mois,
fut le premier qui eut plusieurs accès. La mère,
âgée de 25 ans, en souffrit bientôt après, et sa maladie dura deux mois. Le père, qui avait 56 ans, eut
également plusieurs accès, et après lui cette fièvre
se manifesta chez une personne du sexe, une tante
âgée de 70 ans, dont la chambre précédait celle où
la nourrice était morte. Selon l'expression de M. S....
sa maison était devenue un hôpital. J'ai déjà dit
que la domestique fut seule exempte de la maladie;
je dois ajouter que ceux qui furent malades étaient
ceux précisément qui avaient donné plus d'assistance à la nourrice, et que l'appartement de celle-
ci était un entresol petit et mal aéré, qui prenait
jour sur une cour très-sale.

Cette observation suggère les réflexions suivantes : la nourrice, venue de Bagnols, petite
ville à quatre lieues de Gironne, n'était point faite
au climat de cette dernière ville (1), qui est mal-

(1) Quelques faits semblent nous dire que l'habitude du climat
et l'immunité qu'elle donne, se perdent à une très-petite distance. (Nous avons vu qu'il en est ainsi de la fièvre jaune.)
Dans le cas présent, quatre lieues ont été une distance suffi-
sante; mais j'en rapporterai un où il en fallut bien moins. En
1802, la femme Reboul qui avait passé beaucoup d'années au
château de Montlaur, près de Montpellier, devint fermière de
celui de Busignargues, distant du premier d'une ou de deux
lieues au plus. Dès la première année qu'elle habita cette nou-

saine à cause 1°. des deux rivières qui s'y joignent, dont l'une, l'Ounia, qui la traverse, n'est pas courante; 2°. des fossés qui entourent cette place forte ; 3°. des montagnes auxquelles elle est adossée du côté du nord, et qui empêchent le jeu des vents et le renouvellement de l'air. La fièvre que la nourrice éprouva était des plus pernicieuses, et par conséquent de celles que nous avons considérées comme capables de se répandre par contagion. Aussi ne paraîtra-t-il point étonnant que le nourrisson l'ait contractée par l'allaitement, ainsi que les enfans à la mamelle, selon Vicente Terrero, contractent la fièvre jaune de leurs nourrices, quoique leur âge soit un titre d'immunité contre cette maladie (1). Je remarque, en outre, que cette contagion s'est développée dans cette famille d'une manière qu'on pourrait presque appeler naturelle ; c'est-à-dire qu'en supposant qu'elle a été donnée à tous par la nourrice, elle ne s'est manifestée qu'en

velle ferme, elle y fut prise d'une fièvre tierce qui fut une pernicieuse épileptique, et qui causa la mort au quatrième accès. J'ajouterai, pour ceux qui ne connaissent pas les localités, que Busignargues est au bord d'une petite rivière où les eaux sont croupissantes, étant retenues pour le service de trois moulins qui se succèdent dans l'espace d'un quart de lieue. La veille de sa mort, la femme Reboul avait passé une partie de la journée au bord de cette rivière pour y faire laver du linge. Je présume que cette circonstance rendit sa fièvre pernicieuse.

(1) *Discurso sobre el caracter y curacion de la fiebre amarilla.* Cadix, 1805.

proportion de la susceptibilité ou de la mobilité
que l'âge procure. Ainsi, l'enfant a été malade
avant la mère, celle-ci avant le père, et ce dernier
avant la tante. Ici la gradation vitale et la mobilité
sont indiquées par le nombre des années, puisqu'il
existait une différence de 22 ans entre les deux
premiers sujets, de 35 du second au troisième, de
15 de celui-ci au quatrième, et que soixante-neuf
années séparaient les deux extrémités de cette
échelle de graduation.

Mais en supposant que la contagion a été suc-
cessive parmi ces quatre personnes, il est encore
facile d'en rendre raison : elle s'est faite selon
les rapports plus intimes qui existaient entre les
individus : l'enfant aura reçu la maladie de sa
nourrice, car on ne peut admettre à son égard
l'influence des causes endémiques (1); à son âge
on n'est que peu ou point modifié par l'action de la
saison chaude, par les vices de l'air ou par les ali-

---

(1) L'allaitement est un moyen propre à communiquer les maladies des nourrices aux nourrissons. On en a des exemples dans
les maladies vénériennes que des nourrices infectées communiquent. Ceci réfute ce qu'on a dit pour prouver que la force di-
gestive détruit les virus, et que ceux-ci perdent leur virulence
dans le lait. On connaît des épizooties qui ont été communiquées
à l'homme au moyen du lait d'animaux malades, et le typhus a
été transmis à ces derniers en les abreuvant du lait tiré d'autres
animaux de la même espèce. Vicq-d'Azir a donné des maladies
épizootiques non-seulement avec le lait, mais encore au moyen
des autres humeurs, qu'il mêlait aux alimens.

miens ; causes ordinaires du dérangement des fonctions chez les adultes. Un enfant à la mamelle n'est
point, ou presque point, en communication avec ces
agens extérieurs, mais seulement avec sa nourrice,
ce qui explique pourquoi de si jeunes sujets traversent impunément les épidémies de fièvre intermittente, et celles de la plupart des fièvres contagieuses. Il est donc plus que probable qu'une cause
étrangère à celles qui pesaient sur la généralité des
habitans de Gironne, a donné lieu à la maladie
du nourrisson ; et cette cause, nous la trouvons
dans l'allaitement.

Il n'est pas aussi facile d'indiquer le moyen qui
favorisa la contagion entre le fils et la mère ; cependant on ne peut le méconnaître dans les soins que
celle-ci prodigua à son fils, qui fut sevré à cette
époque, et qui, perdant ainsi sa nourriture favorite
et la personne qui la lui prodiguait, ne put en être
consolé que par les caresses de sa mère. Les baisers
ont dû contribuer beaucoup à cette contagion.

Si la contagion est admise entre l'enfant et la
mère, elle paraîtra bien plus facile entre deux
époux qu'un même lit réunissait toutes les nuits.

La tante septuagénaire aura été infectée, ou par
la nourrice auprès de laquelle elle habitait, et le
développement de la maladie aura été plus tardif
chez elle que chez les autres, ou bien par ses parens,
auxquels elle donna l'assistance que son âge et l'état

16

de ses forces lui permettaient. La fièvre n'eut point une forme régulière, et cela n'est point étonnant ; car tout ce qui se passe en santé ou en maladie dans un âge aussi avancé, se fait avec cette lenteur et cette indolence qui caractérisent tous les mouvemens des vieillards. Nous avons eu occasion de dire qu'un âge avancé ne favorise pas le développement de la fièvre intermittente.

Pour répondre d'avance aux objections par lesquelles on chercherait à nier qu'il y ait eu contagion dans ces cas, nous dirons qu'on ne peut point attribuer au climat de Gironne la fièvre tierce qui se propagea dans cette famille ; 1°. parce que toutes ces personnes en avaient été exemptes l'année précédente, et même les années antérieures à celle-là ; 2°. parce que cette fièvre fut rare cette année parmi les habitans et commune parmi les militaires français, italiens et allemands, qui composaient la garnison de Gironne ; 3°. parce que, en supposant une prédisposition par les causes générales, on n'aurait pas vu tous les individus d'une même famille en être atteints, presque en même temps, sans exception d'âge ni de sexe ; 4°. et pour expliquer pourquoi la domestique en fut exempte, nous dirons que la contagion s'arrêta là où se trouvèrent interrompues les relations de parenté qui établissent dans les familles des sympathies morbifiques consanguines, dont l'existence n'est plus révoquée en doute.

ARTICLE II.

Contagion de la Fièvre intermittente dans des salles
d'hôpitaux.

En 1806, je fus chargé du service de l'hôpital
militaire de Venise, où j'arrivai au commencement
de septembre. La fièvre intermittente y était dominante, et s'y montrait quelquefois à l'état pernicieux. Au mois d'octobre, la constitution atmosphérique de ce pays humide et marécageux nous donna
des fièvres catarrhales adynamiques, des rougeoles
et des petites-véroles d'un très-mauvais caractère.
L'hôpital, qui n'était disposé que pour six cents
malades, la garnison étant de huit à neuf mille
hommes, dut en recevoir le double : la fièvre d'hôpital s'y manifesta ; et, pour en préserver les hommes
convalescens et ceux qui n'avaient que des maladies
légères, je les réunis dans de nouvelles salles, qui
furent ouvertes dans un couvent voisin dit *Saint-*
Jean et Paul. J'y plaçai aussi ceux qui avaient
la fièvre intermittente, étant fort éloigné de la
croire contagieuse. J'avais en vue, au contraire,
de soustraire les hommes qui en souffraient à la
contagion qui régnait dans l'hôpital ; mais bientôt
cette fièvre se montra parmi ces malades, surtout
dans les lits à deux places, dont la première était
occupée par un convalescent, et dont la seconde était

16*

réclamée par un arrivant qui avait la fièvre tierce, et qui ne tardait pas à la communiquer à son camarade. Ces communications, qui frappèrent mon attention, ne furent pas cependant assez déterminantes pour me faire renoncer alors aux théories anciennes qui repoussent l'idée de toute espèce de contagion de cette fièvre. Je mis les maladies qui en provenaient sur le compte de la constitution automnale, et de l'influence singulière que le ciel humide de Venise devait exercer sur les troupes françaises qui, depuis peu de temps, en formaient la garnison.

En 1807, étant chargé du service de l'hôpital militaire français à Rome, j'eus à traiter la fièvre intermittente de tous les types et de tous les caractères. Sur trois cents malades, nombre auquel se portait le mouvement ordinaire de cet hôpital, on en comptait au moins deux cents qui étaient atteints de cette fièvre. L'observation des faits qui auraient pu me montrer la contagion eût été à-peu-près impossible dans de telles circonstances; mais une sorte de clameur qui s'éleva parmi les malades m'en indiqua un que je vais rapporter:

Le lit N° 8 avait servi successivement à six hommes qui, dans l'espace d'un mois, y étaient morts de la fièvre tierce pernicieuse. Cette mortalité avait tellement frappé les esprits, que ce lit était signalé comme le tombeau de tous ceux qui y prenaient place. Plusieurs malades en étant in-

formés par leurs camarades, avaient refusé de l'occuper, et je dus céder au prestige qui y était attaché ; en conséquence je le fis enlever ; toutes les
fournitures en furent brûlées ou purifiées, la cou-
chette fut lavée et séchée au grand air ; enfin, ce
lit fut dressé de nouveau quelques jours après, avec
des fournitures nouvelles ; on y mit des malades,
et la mortalité cessa dès cet instant.

En portant mon attention sur ce qui se passait
autour de ce lit, je fus convaincu que les malades
voisins avaient des fièvres intermittentes dont la
guérison n'était que de courte durée, et que chez
d'autres la fièvre prit un caractère pernicieux, après
plusieurs jours d'hôpital, ce qui n'était point là sa
marche naturelle. Je ne doute pas aujourd'hui que
tous ces accidens n'aient été produits par la contagion, soit qu'elle donnât une plus grande intensité
à la fièvre chez les hommes qui l'avaient avant de
se coucher dans ce lit, soit qu'elle fût la cause dé-
terminante de cette même fièvre chez ceux qui
étaient venus à l'hôpital pour une autre maladie.
En considérant avec impartialité ce qui se passait
dans les autres lits, et en examinant même quelle
fut la mortalité dans cet hôpital, je ne trouve
aucune proportion qui approche de celle qui eut
lieu dans le N° 8 ; il semble même impossible que
tous les hommes qui dans l'espace d'un mois y
furent conduits, eussent une maladie mortelle dès

leur arrivée à l'hôpital ; au lieu qu'il est plus naturel de penser qu'ils y reçurent une infection qui
eut les mêmes résultats dans tous les sujets, parce
qu'elle était la même pour tous. MM. les chirurgiens et pharmaciens français, qui m'assistaient dans
mes visites, furent trop frappés de la fatalité atta-
chée à ce lit pour qu'ils n'en aient conservé le sou-
venir, et qu'ils ne puissent étayer de leur assertion
le fait que je viens de rapporter.

En 1811, le siège du fort de Figuères ayant
exigé une grande réunion de troupes pendant
l'été, je fus appelé de Gironne à Figuères au mois
de septembre, époque de la capitulation de ce
fort. Les troupes qui en avaient fait le blocus
étaient au nombre de huit à dix mille hommes.
Ce fort domine la grande plaine du Lampourdan
qui le sépare de la mer. Cette plaine a été souvent le théâtre de fièvres intermittentes extrêmement meurtrières. Ce fut de là que sortit celle
qui affligea la Catalogne en 1783, et dont l'histoire nous a été donnée par le docteur Masdeval (1).
Dès le mois de septembre la fièvre intermittente
devint si générale parmi ces troupes, que près de

____

(1) *Relacion de las Epidemias de calenturas putridas*, etc.,
Madrid, 1786. J'ai trouvé cet ouvrage dans la bibliothèque de
mon ancien condisciple et ami, le docteur Gelabert, médecin
de Gironne, duquel j'ai appris que la culture du riz ayant été
introduite dans le Lampourdan, ce pays devint extrêmement

trois mille hommes passèrent par nos hôpitaux et
furent évacués, en très-grande partie, sur Perpignan. Néanmoins on en traita un certain nombre
dans les hôpitaux de Figuères, et dans la division
dont je fus chargé, je réunis dans des salles particulières les hommes qui avaient la fièvre intermittente : j'en guéris un grand nombre ; mais les rechutes étaient extrêmement fréquentes, surtout
dans le voisinage des fiévreux nouvellement arrivés, et dont la maladie était dans le temps que
j'ai appelé sa progression vers l'apogée. Alors je
fus plus porté à croire à la contagion, d'autant que
j'avais recueilli, peu de temps auparavant, à Gironne, l'observation que j'ai rapportée en premier lieu ; mais ayant reçu à cette époque l'ordre
qui m'appelait à l'armée de Russie, je ne pus
chercher à m'en convaincre par une observation
soutenue.

ARTICLE III.

*Sur seize personnes qui habitaient la même maison,
au siége de Gironne, quatorze sont atteintes de
la fièvre tierce.*

En 1809, au mois de septembre, étant en Catalogne, je fus appelé des hôpitaux de Figuères,

malsain, que les fièvres intermittentes y prirent une grande
intensité, que le peuple en devina facilement la cause, et qu'il
fut sur le point de se porter à des excès envers les propriétaires
des rizières. Le gouvernement prévint ces excès en défendant la
culture du riz.

aux ambulances de l'armée qui faisait le siége de Gironne. Quatre mois passés déjà devant cette place, les nuits au bivouac, les rations de vivres diminuées de moitié, le ciel de la Catalogne trop chaud pour des Westphaliens et pour d'autres troupes du nord, qui composaient le tiers de cette armée forte de vingt-cinq à trente mille hommes, etc. furent les causes des maladies qui firent passer le quart de cette armée dans les hôpitaux. Je vis périr plusieurs hommes de la fièvre intermittente pernicieuse, le jour même de leur arrivée à l'ambulance principale à Saria, d'où les malades devaient être évacués dans les vingt-quatre heures. Je ne doutai point dès-lors que la constitution médicale régnante ne nous donnât beaucoup de fièvres intermittentes.

Le quartier-général de l'armée, sous les ordres de M. le comte Gouvion-Saint-Cyr, général en chef, aujourd'hui Ministre secrétaire-d'état de la guerre, était à Fornels, à une petite lieue de Gironne : M. l'ordonnateur R ... y résidait aussi ; et sur seize personnes qui habitaient sa maison, quatorze, y compris l'ordonnateur même, eurent la fièvre tierce en octobre et en novembre. J'ai déjà dit , p. 189, pourquoi deux d'entre elles en furent exemptes. Nul doute que la contagion n'ait servi à propager cette fièvre. Elle dut se faire d'autant plus facilement dans cette maison, que tous les employés des

bureaux de cet ordonnateur couchaient fort à
l'étroit dans une même chambre, sur de la paille
ou sur de très-mauvaises fournitures, et sans pouvoir quitter leurs habits. Je me souviens même
que M. l'ordonnateur avait cette fièvre encore en
janvier 1810, époque à laquelle il vint habiter
Gironne, à la reddition de la place, et où je fus
consulté. L'un des deux individus qui furent
exempts de la fièvre, est actuellement à Paris.

ARTICLE IV.

*Fièvre intermittente importée dans des pays où
elle ne régnait pas ordinairement.*

La circonstance qui leva tous mes doutes sur la
contagion de la fièvre intermittente, fut la suivante.
Ici les causes endémiques ou épidémiques ne
peuvent point être alléguées pour expliquer l'apparition de la fièvre ; la contagion seule se montre
à découvert.

En 1814, le corps d'armée auquel j'étais attaché
sous les ordres de Son Excellence Monseigneur le
maréchal Macdonald, quittant le Rhin, et se portant dans l'intérieur de la France, en remontant
la Meuse, se trouvait à Namur le 21 janvier. Là,
sur le désir que j'exprimai d'être logé chez un
médecin de la ville, la commission préposée aux
logemens militaires me désigna la maison du

docteur Stev.... Je fus reçu avec tant d'affabilité par cet estimable confrère, que bientôt il s'établit entre nous un échange de communications médicales; et la question, toujours présente à mon esprit, de savoir si la fièvre intermittente est contagieuse, ne fut pas omise; mais quel fut mon étonnement, lorsque j'appris que ce pays avait donné des observations favorables à l'affirmative.

Le docteur Stev.... me procura la connaissance d'un autre médecin de Namur, M. Ant..., dont la pratique s'étendait dans la campagne. C'était là que la contagion avait été fréquente et distinctement observée. Ceci occupa nos entretiens pendant deux jours que je passai dans cette ville où le corps d'armée séjourna. Voici le résumé de ce que j'y appris :

Ces médecins m'assurèrent que depuis quelques années la fièvre intermittente était assez répandue dans leur pays, et dans une classe déterminée du peuple; qu'on fut quelque temps à en découvrir la cause, et qu'il fut reconnu enfin qu'elle se propageait dans quelques familles où elle avait été apportée par un individu venu du dehors. Cela arriva fréquemment chez les habitans de Namur et de la campagne environnante, qui s'étant rendus à Anvers pour y travailler au port, y contractèrent la fièvre intermittente, et rentrèrent dans leurs familles pour s'y faire traiter; mais ce fut aussi l'époque où cette fièvre attaqua plusieurs personnes de la même maison, où était un fiévreux venu d'Anvers. Selon ces mêmes médecins, la communication de la fièvre ne se borna pas aux maisons où habitait un de ces derniers; elle s'étendit à quelques maisons voisines dans lesquelles il n'y avait point de malade venu d'Anvers : d'où l'on peut inférer qu'il y eut, au moins, deux contagions successives.

Ces renseignemens méritent d'autant plus d'être rapportés, que les médecins de Namur ne révoquent pas en doute que le tableau des maladies particulières à ce pays ne comportait point ce nombre de fièvres intermittentes ; ils sont d'autant plus intéressans ; qu'il est rare de voir , ainsi qu'il arriva à l'époque des travaux d'Anvers, qu'une portion de la population d'un pays réputé sain , passant dans un autre où la fièvre intermittente est endémique ou épidémique, en soit chassée par cette même fièvre , et qu'elle revienne sur sa terre natale en y transportant une maladie véritablement exotique. Il faut considérer également que cette fièvre, ainsi transportée, a décrit autour de chaque foyer un cercle de contagion dont chaque individu venu malade d'Anvers était le centre. La distance qui sépare les deux pays est assez grande pour qu'on puisse assurer qu'il n'existait entre eux aucune communication atmosphérique. La topo-

graphie d'Anvers, la connaissance des maladies
qui y règnent habituellement, et la nature des
travaux qu'on y exécutait alors, sont de justes motifs de croire que la fièvre intermittente qui en pro-
venait, était de la nature de celle qui réunit toutes
les conditions nécessaires pour être virulente et
contagieuse. On pensera le contraire de Namur
qui se trouve dans une position géographique très-
favorable à la santé de ses habitans.

ARTICLE V.

Contagion entre deux époux, observation faite à
Gironne, en 1810.

M. J..., économe des hôpitaux militaires de
Gironne, fut pris de la fièvre tierce pendant l'automne de 1810. Je ne rechercherai point s'il l'avait
acquise dans l'hôpital par contagion, car on me
répondrait que cette classe d'employés évite, non-
seulement d'être en contact avec les malades, mais
même qu'elle craint l'air des salles. Je suppose
donc que cette fièvre lui vint de l'atmosphère
particulière à l'hôpital, ce qui serait encore une
sorte de contagion, ou qu'elle fût produite par les
causes endémiques. Le symptôme prédominant fut
une irritabilité extrême de l'estomac, qui suscitait
des nausées et des vomissemens qui contrariaient
l'administration des remèdes. Madame J..., qui

vint de Perpignan , sa ville natale, pour donner
des soins à son mari , ne tarda pas à éprouver une
fièvre du même caractère. Ces deux époux, à qui
l'habitude ou la difficulté de se loger convenablement , fit une nécessité de coucher ensemble ,
éprouvèrent différentes rechutes, et passèrent six
mois dans l'alternative de la santé et de la maladie.
Ce qui prouve que la fièvre de madame J... pro-
cédait de celle de son mari, c'est l'irritabilité de
l'estomac qui la caractérisa dans toute sa durée.
Nous verrons plus tard une pareille communication entre deux époux dont la maladie fut caractérisée aussi par des vomissemens dans les deux sujets ; cet exemple nous sera fourni par Torti. Nous
en prendrons un autre de même sorte dans le
Traité du Typhus d'Amérique, par Bally. Ce
dernier a conclu, comme nous, à la contagion
entre les deux époux, en se fondant sur la conformité des symptômes.

ARTICLE VI.

*La Contagion de la Fièvre intermittente est ob-
servée parmi les officiers de santé des hôpitaux
militaires de Gironne.*

Lorsque je considère quels furent les officiers de
santé de ces hôpitaux qui eurent la fièvre, je suis
forcé de distinguer ceux qui étaient employés aux

fiévreux , de ceux qui l'étaient aux blessés , parce
que ceux-ci ne furent presque pas malades.

Quatre médecins me furent adjoints pour assurer
le service médical de ces hôpitaux. Deux d'entre
eux étaient Français, originaires du Roussillon, et
les deux autres de Gironne même. Ces quatre médecins eurent la fièvre presqu'en même-temps ; j'en
souffris moi-même pendant plus de trois mois (1).
Tous les médecins étant malades presqu'en même-
temps, nous eûmes recours à d'autres praticiens
de la ville pour assurer le service, et deux d'entre
eux furent requis de nous prêter assistance. L'un
d'eux fut atteint de la fièvre tierce dès le premier
mois de son entrée dans nos hôpitaux , et le second
y résista. Sur sept médecins , six eurent la fièvre
tierce, trois d'entre eux étaient français et durent
par conséquent payer tribut au climat de Gironne;
c'est ce que j'accorde pour le moment ; mais comment pourrait-on supposer que les trois autres, qui
étaient du pays , fussent cette année, précisément,
plus accessibles aux causes endémiques, que les
autres années pendant lesquelles ils en avaient été
exempts? Si l'habitude du climat est, comme on
ne saurait en douter , un titre d'exemption contre

(1) Ayant eu, pendant ces trois mois , plusieurs retours de la
fièvre , je ne trouvai d'autre moyen de m'en délivrer , qu'en
m'abstenant d'entrer dans les hôpitaux jusqu'à ce que mes forces
fussent entièrement rétablies.

les maladies endémiques , ce titre était bien acquis
par ces trois médecins , et alors la fréquentation
de nos hôpitaux reste signalée comme étant la cause
de leur maladie., ou comme ayant été pour eux
une circonstance directe de contagion. Le septième
médecin , qui a été seul exempt de la maladie, était
âgé de soixante ans , et avait passé sa vie dans les
hospices civils de Gironne, où il avait acquis , sans
doute, cette immunité qui protège ces vieux serviteurs contre les fièvres contagieuses, et sous l'égide
de laquelle ils se placent avec confiance lorsqu'ils
parcourent les lieux où la contagion et la mort
réunissent leurs nombreuses victimes. Mais ne
suffit-il pas qu'il soit démontré que la contagion a
attaqué les trois médecins du pays , pour qu'elle
ne puisse être niée à l'égard des trois médecins
français qui , soit dit pour étayer notre opinion ,
étaient originaires des départemens les plus voisins
de la frontière d'Espagne ; circonstance qui leur
donnait déjà une force de constitution presque
équivalente à l'habitude du climat.

Nous avons dit que les officiers de santé attachés
au service des blessés n'eurent point la fièvre. Trois
chirurgiens-majors qui se succédèrent dans ce service, en furent exempts, parce que les salles de la
chirurgie étaient séparées de celles des fiévreux
par une place publique, et qu'elles étaient dans
un autre bâtiment. Si les chirurgiens ne furent

point malades, ce ne fut pas sans avoir participé
aux causes endémiques qui avaient été communes
à tout le monde, mais parce qu'ils ne furent pas
en contact avec des fébricitans comme les médecins. Nous ajouterons cette autre considération,
dont une observation journalière peut attester la
vérité, savoir, que les chirurgiens et les pharmaciens sous-aides attachés aux salles des fiévreux,
sont plus souvent atteints des fièvres qui règnent
dans les hôpitaux, que ceux qui sont auprès des
blessés. Nous dirons encore, tant à l'occasion de
la fievre intermittente que des autres fièvres contagieuses, qu'il y a toujours proportionnellement
plus de malades parmi les officiers de santé d'un
hôpital, que parmi les employés de l'administration qui se tiennent hors des salles, et que la proportion se rétablit lorsqu'on vient à compter les
malades parmi les sous-employés que la nature de
leurs fonctions attache au service des salles ou au
magasin des effets des malades.

Je terminerai cet article par des réflexions fondées sur ce que j'ai dit du typhus *redoublé* dans
l'exposition générale de ce travail. Une double
action morbifique pèse sur les personnes qui, se
trouvant dans un pays où la fièvre intermittente est
endémique, habitent des maisons où l'on a réuni
un grand nombre d'hommes atteints de cette même
fièvre. Alors l'activité des causes endémiques est

augmentée par le concours des causes morbifiques
qui sont inséparables des grandes réunions d'hommes, et la maladie prend le caractère épidémique.
L'épidémie, dans beaucoup de cas, est limitée
aux lieux de ces réunions, et peut être dite en-
serrée de murailles ; c'est ce qui se passait dans
nos hôpitaux de Gironne, où les médecins du pays
ne purent point se soustraire aux causes de l'épidémie qui y régnait, tandis qu'ils auraient évité
l'atteinte du climat ; mais une épidémie qui tire son
origine de pareilles sources devient bientôt contagieuse, c'est ce que nous avons démontré déjà en
nous étayant de l'opinion du savant Hallé, et de
celle d'un praticien aussi recommandable, le célèbre Odier, de Genève. Si nos hôpitaux ont été
le lieu où ces médecins ont reçu la contagion de la
fièvre intermittente, ils ont dû l'être également
pour les médecins français, pour les autres officiers de santé, et pour les employés de l'administration. Le nombre des malades fut si grand dans
toutes ces parties, que le service en souffrit considérablement.

ARTICLE VII.

Epidémie de Fièvre intermittente qui régna à
Pithiviers à la fin de l'an 1802.

Une épidémie affligeant la ville et les environs
de Pithiviers à la fin de l'an 1802, des médecins

17

d'Orléans, MM. Lanoix et Payen, sont envoyés sur les lieux, et reviennent à Orléans rapporter à M. le préfet du département du Loiret, que la maladie épidémique est une fièvre intermittente causée par des miasmes sortis des marais que des circonstances intempestives avaient établis dans le pays ; qu'à Pithiviers elle a commencé par les faubourgs, dans la classe du peuple la plus indigente ; que des familles entières en sont affligées sans distinction d'âge ni de sexe, et qu'elle s'est portée successivement dans la ville, où elle a été tantôt intermittente simple ou pernicieuse, et tantôt rémittente ou continue, simple ou d'une malignité extrême. Le mal faisant des progrès rapides tant à Pithiviers que dans les communes environnantes, ces médecins sont invités de nouveau à se rendre sur les lieux ; mais déjà M. Payen est malade et ne peut partir. M. Lanoix fait seul le voyage, et au bout de quatre jours il est pris d'une fièvre qu'il est obligé de combattre *par les moyens qui conviennent le mieux contre les intermittentes ataxiques* (1). Le gouvernement est informé du malheur qui pèse sur ces cantons, et, d'après sa demande, l'Ecole de Médecine de Paris désigne les professeurs Des-Genettes et Duméril pour aller à Pithiviers, à l'effet d'aviser aux moyens d'arrêter les

(1) Telles sont les expressions dont il s'est servi dans son rapport sur cette épidémie.

progrès de cette épidémie. Ceux-ci reconnaissent une fièvre intermittente sous différentes formes et avec des degrés différens. Ils constatent qu'à Briare, sur trois cent quarante habitans, un seul en a été exempt. Six jeunes médecins (1) donnés à ces professeurs pour exécuter et répandre leurs vues curatives, voient des fièvres intermittentes pernicieuses semblables à celles que Torti a décrites ; une garde-malade en est saisie, perd connaissance et meurt dans un état comateux au bout de trente-quatre heures. Ils observent des dysenteries putrides promptement mortelles, des avortemens, des pétéchies, des parotides, etc., accidens ordinaires des épidémies contagieuses. Enfin, dans la plupart des maisons, il y a autant de malades que d'habitans, particulièrement dans la classe indigente. Une personne du sexe, qui s'était fait admirer par sa charité et par son assiduité auprès des malades de toutes les classes, devient malade elle-même ; les villes voisines se refusent à toute communication avec les pays qui sont le théâtre de l'épidémie, et ce terrible fléau ne cesse qu'en hiver.

Peut-on méconnaître la contagion dans ce que nous venons d'exposer, et qui nous vient de la

(1) MM. Tonellier, Vareliaud, Mestivier, Ganard, Horeau et Barruel, élèves distingués de l'École de Paris, et d signés par elle pour cette mission.

meilleure source? Deux médecins atteints de la
fièvre pour s'être transportés sur les lieux de l'épidémie ; une garde-malade qui tombe comme frappée de la foudre ; mademoiselle de Neuscards,
prise de la fièvre dans le cours de ses occupations
charitables ; des populations entières infectées ;
l'habitation du pauvre devenue le repaire où l'hydre
confond sous ses coups les hommes, les femmes,
les vieillards et les enfans ; et la progression de la
maladie des faubourgs à la ville, marche familière
aux maladies pestilentielles, sont de fortes raisons
de croire qu'il était dangereux de se rapprocher
des malades. Mettre de si grands désastres sur le
compte de l'épidémie, c'est donner aux causes
générales une force qu'elles n'ont jamais lorsqu'elles ne sont point secondées par la contagion.
Aussi nous ne balançons point à dire que la fièvre
intermittente de Pithiviers fut rendue contagieuse
par le concours des causes que nous avons recon-
nues propres à donner ce caractère aux différentes
fièvres dont nous avons parlé.

ARTICLE VIII.

Deux Epidémies de Fièvre intermittente conta-
gieuse indiquées par Lancisi.

Nous avons fort peu de descriptions d'épidémies
de fièvre intermittente. Les médecins ne s'en occu-

peut pas. On dirait que nos connaissances sur cette
fièvre sont complètes ; ou que nous ne pouvons
pas espérer de les étendre ; ce qui n'est point vrai
sous l'un ni sous l'autre rapport. Je remarque
même qu'il s'agit rarement de la contagion, et
qu'on ne s'en occupe qu'avec beaucoup d'indiffé-
rence. Je crois devoir adresser ces reproches tant
aux anciens auteurs qu'aux modernes. Toutefois
Lancisi mérite d'être excepté, parce que, témoin
des ravages que cette fièvre fait dans les États romains, il n'a pas pu la considérer comme la plupart des médecins français qui n'ont pas cru devoir s'en occuper, attendu que chez eux elle n'est
point ordinairement mortelle. La description que
Lancisi nous a laissée de l'épidémie qui régna à
Rome en 1695, description qui est un des plus
beaux titres à la célébrité dont il jouit, est aussi
celle où nous puiserons de nouvelles preuves sur
la contagion de cette fièvre.

Voici comment Lancisi s'exprime sur le début
de cette épidémie : *His pro rerum fide, ac pers-
picuitate narratis, ad ipsam veniamus epidemiam.
Paulatìm medio majo, atque sub initium junii,
per solam plebeculam in sub-urbiis Sancti Angeli,
Pii, aliisque prope mœnia, fossasque degentem,
serpere cœperunt tertianœ febres, eœquè primùm
simplices, benignœque indolis. . . . mox verò ca-
put extulerunt febres reipsà perniciosœ, ac pes-*

*tilentes , quœ ad idus usque octobris ferocius ,
latiusque contagione vagatœ sunt* (1). On doit
entendre ici par le mot *contagione ,* la faculté que
ces fièvres avaient de se propager d'un individu à
un autre, et non point ce maléfice aérien auquel
certains auteurs ont donné le nom de contagion,
et que d'autres appellent atmosphère putride,
l'*aria cattiva* des italiens, l'*inquinamentum aë-
ris* des latins, etc. S'il y avait des doutes sur le
sens qu'on doit attacher au mot contagion, d'après
Lancisi, nous rapporterions de cet auteur des expressions qui ne sont point équivoques, comme
lorsqu'il dit : *undè per ea loca immanis orta fuit
epidemia febrium quas medici communiter vocant
malignas , perniciosas ac pestilentes , nam contagione quoque serpere visœ sunt.* Le même auteur,
écrivant à un de ses confrères sur une autre épidémie de fièvre intermittente pernicieuse qui régna
dans une autre ville des États romains , dit : *Ad
ideam porrò istarum febrium non admodùm la-
boramus , castrenses ne, perniciosœ ac pestilentes vocari debeant ; quippe qui de nominibus
minimè solliciti , in res ipsas inquirimus. Illud
utique quod te non prœterit maximè advertendum
arbitramur, nimirùm febres istas verminosas ac
sœpè mortiferas esse , contagione in assidentes
migrare , atque in omnibus , plùs , minùs , si-*

(1) *De nox. palud. effluviis ,* lib. ii, epid. i, cap. v.

miles observari (1). Ici les mots *contagione in as-sidentes migrare*, attestent une véritable trans-mission ou propagation de la maladie que les parens ou les garde-malades recevaient par le contact plus ou moins immédiat.

Si les expressions de Lancisi étaient moins affir-matives, nous n'aurions pu méconnaître encore le caractère contagieux de cette fièvre, dans ce que l'auteur même rapporte, qu'elle parut au mois de mai dans la basse classe du peuple, et que plus tard elle devint générale. Toutes les épidémies contagieuses, soit de peste, soit de fièvre jaune, ainsi que de typhus, se sont développées d'abord dans des maisons de pauvres gens et se sont éten-dues ensuite à toutes les classes de la société. Tout le monde s'accorde à dire que c'est par la conta-gion qu'elles se répandent ainsi ; mais pourquoi la fièvre intermittente ne serait-elle pas contagieuse, puisqu'il est vrai qu'elle suit une semblable pro-gression ?

ARTICLE IX.

Un cas de Contagion, extrait des Œuvres de Torti.

Sans altérer les faits, ou sans qu'il soit nécessaire de leur donner une interprétation tortueuse, on peut attribuer à la contagion l'observation de fièvre

(1) *De nox. palud. effluviis*, epid. IV, cap. VI.

intermittente cardialgique rapportée par Torti. Je
veux parler de celle qu'une dame éprouva bientôt
après que son mari fut mort d'une fièvre pareille.
*Non multò post obitum D. Jh. Galliani de Cocca-
panis,* dit Torti, *ejus uxor corripitur tertianá du-
plici....... monet illa me ut caveam ne sibi quoque
contingat, quod contigit paulò ante viro suo ; se
enim magnam in stomaco mordicationem, sœvum-
que dolorem pati, constanter conquerebatur* (1). Je
ne dois pas omettre de dire que la fièvre intermittente pernicieuse qui avait fait périr le mari, avait
la cardialgie pour symptôme dominant, comme
celle de la femme. La conformité qui exista entre
ces deux maladies, le peu de temps qui s'écoula
entre elles, et les rapprochemens que l'on doit
présumer avoir eu lieu entre les deux époux, sont
de fortes raisons de croire que la femme tenait cette
fièvre de son mari. En donnant ces deux observations, Torti n'émet aucune idée qui se rapporte à
la contagion qui me paraît avoir existé en effet
entre ces deux époux. Le silence de l'auteur sur
cette communication morbifique n'est, peut-être,
qu'un ménagement commandé par des raisons particulières, ou par l'ascendant des anciens préceptes, car les faits rapportés parlent avec trop de
force pour qu'on n'y reconnaisse une véritable
contagion.

(1) *Therap. specialis,* lib. iii et iv.

Article X.

De la Contagion de la Fièvre intermittente entre deux époux, observation rapportée par le docteur Bally.

L'observation suivante est d'autant plus concluante, que la fièvre intermittente qui a été communiquée, tire son origine d'un pays éloigné de celui où la contagion s'est faite. « Une dame, dit » le docteur Bally, arrive à Paris avec une fièvre » intermittente qu'elle avait contractée, à la campagne, dans un site marécageux. Cette fièvre était » accompagnée de vomissemens violens et d'autres » symptômes graves qui se prononçaient à chaque » accès, et qui me forcèrent à donner le quinquina. Elle fut à peine guérie, que son mari, » qui n'avait pas quitté Paris, mais qui avait eu » l'imprudence de ne point se séparer d'elle pendant sa maladie, fut frappé des mêmes symptômes et d'une manière tout-à-fait semblable. » (1) Cette observation que nous fournit le docteur Bally, celle que précédemment nous avons extraite des *Œuvres de Torti*, et celle que nous avons également rapportée d'après notre pratique, ont cela de commun : 1°. que la contagion s'est faite entre des époux par cohabitation ; 2°. que la maladie

(1) *Du Typhus d'Amérique.* Paris, 1814.

primitive a été caractérisée par des vomissemens,
des cardialgies et d'autres symptômes graves ;
3°. que ces mêmes symptômes ont été observés
dans la maladie secondaire ou communiquée. Cette
triple preuve nous servira à poser les données suivantes : 1°. que la fièvre intermittente qui s'accompagne de symptômes graves est véritablement
contagieuse ; 2°. que parmi ces symptômes les plus
constans et les plus indicatifs d'une fièvre d'un
mauvais caractère, sont le vomissement et la cardialgie ; 3°. et rappelant que ces symptômes sont
ceux qu'on observe le plus fréquemment dans la
fièvre jaune, nous les indiquerons comme servant
de lien entre les fièvres des deux continens, et
comme indiquant leur identité de nature. Le docteur Bally n'a point rapporté l'observation précédente comme un fait isolé qui ne se rattache à aucune idée théorique ; il croit à la contagion de la
fièvre intermittente. « Ainsi, dit-il, que l'expé-
» rience me l'a confirmé dans les hôpitaux mili-
» taires, chez un malade qui serait couché avec
» un fébricitant ou à côté de lui. » Il ajoute que
dans les villes du sud de l'Amérique, cette fièvre
se répand fréquemment par contagion. De telles
assertions données par un médecin qui a exercé
sur les deux continens, ne peuvent manquer d'être
accueillies favorablement.

ARTICLE XI.

Epidémie de Fièvre intermittente contagieuse rapportée par Lanzoni , médecin de Ferrare.

Je lis dans un Recueil académique (1) le récit que Lanzoni a fait d'une épidémie de fièvre intermittente qui régna à Ferrare, en Italie. Les pluies avaient été si abondantes en 1728 , qu'à l'entrée de l'été de 1729 les plaines et les vallées étaient encore couvertes d'eau et les récoltes perdues. La corruption des eaux avait produit une quantité étonnante d'insectes et d'animaux amphibies que Lanzoni considère comme les avant-coureurs de l'épidémie, de même que Plutarque dit que des araignées abondantes présagent un été pestilentiel. Les chaleurs arrivant , les hommes furent pris d'abord de fièvres qui étaient *sub tertianæ figurá ,* dit Lanzoni, *cum vomitibus ac alvi fluxibus biliosis, aliisque pravis stipatæ symptomatibus.* Voilà des formes qui annoncent en effet une fièvre d'un caractère très-grave et voisin de celui de la fièvre jaune. Les causes locales dont nous venons de donner une idée , sont aussi celles qui engendrent la fièvre intermittente , et nous voyons, de plus, que la chaleur de la saison, sous le ciel de l'Italie, vient

(1) *Constitutio epidemica ferrariensis ,* etc. Voyez *Acta Physico medica acad. Cæsareæ naturæ curios.* , t. II , observ. CCIX.

remplir la seconde condition que nous avons dit
être nécessaire pour donner de l'activité à ces mêmes
causes, et à la fièvre plus d'intensité et plus de virulence ; aussi, poursuit Lanzoni, *accessit autum-*
nalis æquinoctium , quo tempore putárunt multi
hujus constitutionis finem videre , sed incassum
spes ivit, nam post æquinoctiales dies , multi de-
nuò ægrotárunt ; aliique nundùm febrem passi ,
octobris diebus hac febre affecti , affectionis hujus
tyrannidem experti , in febriles insultus incidere.
Sic mater ministrans filiis , ægrotavit ; sic domi-
nus servis , sic maritus conjugi , sic familiares
invicem sibi effervescentias febriles communica-
bant ; ita ut omnis penè familia ægrotaverit. In
nonnullis variabat febris , et præsertim in reci-
divis , undè modo sub formá hemitritæi , nunc
rhumaticæ febris , nunc deliræ , etc. Ce tableau
de la contagion de la fièvre mérite d'autant plus de
fixer l'attention, que l'auteur, historien d'une épidémie, n'a voulu que raconter ce qui s'était passé
sous ses yeux, et qu'il n'a pas eu en vue de faire de
la contagion l'objet de ses recherches, ni de la
moindre discussion.

ARTICLE XII.

Contagion de la Fièvre intermittente , d'après
Hoffmann.

Les épidémies de fièvre intermittente étant ordi-

nairement le résultat des grandes vicissitudes de
l'atmosphère, doivent nous offrir cette fièvre dans
sa plus grande intensité, et par conséquent étant
contagieuse. Telle fut, en effet, celle que le grand
Hoffmann a décrite, et qui régna à l'ouest de la
Prusse et dans le duché de Brunswick. De grandes
chaleurs ayant pesé sur ces contrées marécageuses,
il en résulta des fièvres qui, selon cet auteur, furent, *partim intermittentes planè, partim remit-
tentes tantùm, anomalæ et irregulares, vagum et
incertum typum habentes, facilè inter se muta-
biles, ut plurimùm insuetis symptomatibus atque
gravibus stipatæ, contagio infestæ, nonnullos-
que per multos menses detinentes, quosdam etiam
planè è medio tollentes* (1). A ces traits on reconnaît
bien une fièvre intermittente épidémique qui fut
pernicieuse chez quelques sujets, ce qui est indiqué par ces mots, *quosdam è medio tollentes.*
Elle s'était développée sous les conditions les plus
propres à lui donner le caractère contagieux, savoir, 1°. la grande chaleur et la sécheresse qui ré-
guèrent en 1726 et les deux années suivantes;
2°. les marais dont ce pays est couvert, car à partir
de Léipsic jusqu'à Hambourg en suivant l'Elbe,
de Francfort à Stetin en suivant l'Oder, et de
Thorn à Dantzick en suivant la Vistule, on ne trouve

(1) *Hoffmani opera omnia. De febribus*, sect. 1, cap. IV.
Genevæ, 1740.

que des marais ou de vastes prairies tourbeuses et très-marécageuses. Ces deux conditions donnèrent lieu aux affections suivantes : *In quibusdam semel uno die, in aliis bis accessio facta, in nonnullis primis diebus comparuerunt continuæ, et tertio vel quarto die in intermittentes concesserunt : in aliis vicissim primis temporibus intermissionem habuerunt, posteà verò, pessimo omine, factæ sunt continuæ.* Voilà encore des traits caractéristiques d'une épidémie, et une nouvelle preuve en faveur de ce que nous avons dit, dans plusieurs endroits de cet ouvrage, de l'incertitude du type de ces fièvres, de leur malignité lorsqu'elles passent de l'intermittent au continu, et de la ressemblance que cette mutation leur donne avec les fièvres épidémiques contagieuses. Aussi ne devrat-on point s'étonner qu'Hoffmann ait dit de cette épidémie : *Observatum fuit, et id maximè Magdeburgi in ducatu Brunsvicenci, complures in una domo, non secùs ac in variolis, vel morbillis fieri solet, successivè eodem morbo fuisse affectos.* Ces mots attestent bien que cette fièvre intermittente était contagieuse. Pour ne laisser aucun doute sur la nature et le caractère de cette fièvre, il suffit de rapporter de ce même auteur le passage suivant : *Frequentes quam maximè fuerunt hæ malignitatis suspectæ febres in locis paludosis, humidis et aquarum stagnis irriguis.* J'ai parcouru

les pays dont parle Hoffmann , et je les ai trouvés
en effet très-marécageux.

ARTICLE XIII.

La Contagion de la Fièvre intermittente aperçue par le docteur Gasc (1).

Je rapporterai , avec d'autant plus d'empresse-
ment et de confiance , ce que le docteur Gasc pense
de cette contagion , que ce médecin m'a paru doué
d'une finesse de jugement qui garantit la bonté de
ses observations cliniques et la sagesse des conséquences qu'il en tire. Dans le premier des ouvrages
que je viens d'indiquer il fait cette question : « Mais
» à quoi tient cette circonstance, qui fait qu'un in-
» dividu contracte quelquefois la fièvre intermit-
» tente pour avoir été placé à côté d'un fébricitant,
» et pour avoir été témoin d'un accès de fièvre ?
» Je donne pour très-certain ce fait que j'ai vu
» plusieurs fois, et qui n'est pas rare dans les
» endroits où l'on réunit un grand nombre de ma-
» lades, et surtout dans les hôpitaux militaires? »
Le docteur Gasc semble avoir voulu répondre lui-
même à cette question, ou du moins affirmer qu'il

---

(1) Voyez une note qu'il a jointe à sa traduction du *Traité
des Epidémies et des Contagions* , par Shnurrer, et son *Mémoire sur la Diarrhée chronique* , insérée dans le *Journal
Général de Médecine* de Sédillot , année 1816.

ne révoque pas en doute la contagion, lorsque dans le *Journal de Médecine* il dit : « Quant aux » fièvres intermittentes, plusieurs faits dont j'ai » été témoin me font croire à leur contagion dans » quelques cas. »

Quoique ce médecin n'accompagne point ses assertions des faits pratiques dont il assure avoir été témoin, ce qui eût été déplacé dans les circonstances où il en a parlé, nous ne devons pas moins lui tenir bon compte de ce qu'il dit sur une question qui intéresse de si près la science et l'humanité. Pour moi, qui, dans mes entretiens avec lui, ai pu me convaincre de sa ferme croyance, j'ose assurer que dans ce qu'il en a écrit, il ne l'a montrée qu'avec beaucoup de retenue. Je ne pense point que la communication de la fièvre intermittente qui s'est faite sous ses yeux, soit à côté d'un fébricitant, soit à la vue d'un homme dans l'accès, puisse jamais être attribuée à l'imitation. Lorsque, dans le *Dictionnaire des Sciences Médicales*, on a traité de paradoxe ce qui a été écrit sur la contagion de cette fièvre, et qu'on a attribué au penchant pour l'imitation les cas où l'on avait cru reconnaître la contagion, on est tombé dans un paradoxe encore plus insoutenable. Il faut renvoyer aux temps où l'on croyait aux revenans, tout ce qu'on a dit des maladies acquises par imitation. Cette manière d'expliquer les mystères de la mé-

decine ne peut trouver de croyans aujourd'hui ; et
nous disons de toute fièvre intermittente qu'on aurait encore la faiblesse d'attribuer à une telle origine,
qu'elle est infailliblement l'effet de la contagion.

Article XIV.

Épidémie de Fièvre intermittente contagieuse qui
régna en Angleterre en 1558.

Je remonterai à la source de cette épidémie,
pour montrer qu'elle venait de la dépravation des
saisons comme la plupart des épidémies de fièvre
intermittente, et pour cela je traduirai, de l'historien Burnet, le passage suivant, qui ne peut être
présenté en extrait : « Les accidens les plus extraor-
» dinaires répandirent la terreur dans ce pays.
» Auprès de Nottingham la foudre ravagea deux
» villages, en détruisit les maisons et les églises,
» emporta les cloches loin des clochers, ainsi que
» le plomb qui recouvrait les églises, et qu'on
» trouva roulé d'une étrange manière à quatre cents
» pas des édifices. La rivière de Trente, qui s'enfle
» ordinairement par les pluies, déborda et déra-
» cina quantité d'arbres, et en même-temps un
» vent violent enlevait les hommes et les enfans,
» et les écrasait contre les arbres ou contre les
» maisons. Dans d'autres endroits la grêle tomba
» de l'épaisseur de quinze pouces; et ce qu'il y
» eut de plus terrible, fut une fièvre intermit-

18

» tente contagieuse (1) qui ne différait point de la
» peste, et qui se répandait dans tout le pays avec
» tant de force, que les trois quarts de la popula-
» tion en furent infectés..... Elle fut si violente
» au mois d'août, que dans beaucoup de contrées
» il n'y eut pas assez de bras pour ramasser la ré-
» colte, et qu'il se perdit beaucoup de grain. »
*And it spreading most violently in august, there
were not men enough, in mani counties, to reap
the harvest, so that much corn was lost.*

Ce n'est point, il est vrai, de la part d'un médecin que nous vient la connaissance de cette épidémie contagieuse ; mais la désignation de la fièvre
par les mots *intermittente pestilentielle*, indique
un historien qui avait quelques connaissances en
médecine, ou qui a écrit d'après les renseignemens qu'il aura reçus des médecins qui étaient ses
contemporains. S'il est vrai que les désordres de
l'atmosphère donnèrent aux habitans une disposition commune, on doit reconnaître aussi que cette
disposition eût été sans effet chez la plupart, si les
moyens de contagion n'eussent contribué à rendre
la maladie générale.

(1) Voici les expressions de l'auteur : *and which was much
more terrible, a contagious intermitting fever, not unlike the
Plague, raget every where; so that three parts of four of the
whole nation, where infected with it.* Voyez *The histori of the
reformation;* etc. By Gilbert Burnet, the second edit. London, 1683.

ARTICLE XV.

De la Contagion de la fièvre intermittente d'après
quelques médecins espagnols.

Des écrivains français qui figurent assez bien
dans l'arène médicale, ont reproché aux médecins
espagnols d'être trop portés à croire à la contagion
de la fièvre intermittente. Ce reproche n'est pas
plus fondé que si on l'adressait aux médecins amé=
ricains à propos de la fièvre jaune ; ou bien encore
sur la peste, aux médecins qui ont parcouru les
pays d'Orient. J'ai montré beaucoup de déférence
pour les auteurs italiens lorsqu'ils nous parlent
de la fièvre intermittente ; mais c'est avec autant
d'égards que je traiterai les médecins espagnols, parce que cette fièvre, qui est la production
morbifique la plus commune de leur pays, leur
est parfaitement connue. On trouve dans les ouvrages des uns et des autres les résultats d'une
pratique aussi étendue que perfectionnée. Lancisi
et Torti ne l'emportent point sur Mercatus ni sur
Hérédia, lorsqu'il s'agit de la fièvre intermittente,
et j'estime également les ouvrages qui nous viennent
de ces deux pays. Je n'ai point sous les yeux ceux
que j'ai vus pendant mon séjour en Espagne, et
que j'aurais voulu citer. Un seul est à ma disposition ; il est du docteur Grégorio Bannarez. On y

18*

lit que les fièvres intermittentes se propagent à
l'intérieur de l'Espagne, dans des contrées où elles
étaient inconnues quelques siècles auparavant, et
dont la topographie ne laisse voir aucune des causes
qui les produisent ordinairement. L'auteur, qui
suppose que cette extension est l'effet des communications qui ont lieu entre ces mêmes pays et
d'autres contrées où ces fièvres sont endémiques,
rapporte en avoir entretenu la Société Royale de
Médecine de Madrid dès le commencement de ce
siècle, et voici ce qu'il raconte à cet égard : *Baxo
de este punto de vista hice presente, hace annos,
verbalmente à la real academia medica de Madrid,
que las tercianas eran, à mi parecer, una enfermedad contagiosa en un grado muy debil ; que se
propagaba con lentitud, y seguia proporcional-
mente el orden de las enfermedades contagiosas ;
y aunque no la miraron ni miran como tal. In-
sistò de nuevo en que es una enfermedad algo
contagiosa al parecer, por muchas observaciones
que tengo vistas y oidas de su propagacion* (1).
Le docteur Bannarez n'a pas été le premier qui ait
entretenu de cette contagion la Société Royale de
Médecine de Madrid, car il dit : *Tambien he oido
al docteur Josef Martinez de San Martin, dar
parte à la Real Academia Medica que un pueblo*

(1) *Memoria sobre las ventajas i utilidades de la quina, etc.*
Madrid, 1807.

*de la Mancha, muy sano, y libre enteramente de
tertianas y de las causas à que se atribuyen ex-
clusivamente, se vio plagado repentina y gene-
ralmente de ellas, de resueltas di aver vuelto à
dicho pueblo, con tercianas, unos jornaleros que
habian ido à trabajar à otro lugar immediato,
en que adquirieron dicha enfermedad.* Ces assertions, fondées sur l'observation, sont des plus
concluantes en faveur de la contagion de la fièvre
intermittente, et les cas mentionnés ressemblent,
en tout point, à ceux que nous avons recueillis à
Namur. Le docteur Bannarez s'étaye des observations qu'a faites un de ses compatriotes, le docteur
Antonio Cibat, qui tendent à prouver cette contagion : *en confirmacion de esto se pueden ver
las observaciones que ha publicado el dr. don
Antonio Cibat;* et il rapporte de Cleghorn une
note dont nous garantissons l'authenticité, dans
laquelle le médecin anglais assure que les fièvres
tierces ont autant de droit à être appelées contagieuses, que la rougeole, la petite-vérole et autres
maladies de ce genre (1); car, quoique dans la saison des fièvres, l'air contienne les qualités vicieuses
qui peuvent y disposer un grand nombre de personnes, cependant il est prouvé que celles qui
s'approchent le plus des malades, sont aussi celles

(1) Ceci est conforme à ce que nous en avons rapporté d'après
Hoffmann.

qui contractent ces maladies plus souvent et plus
facilement (1) : *los que se rozan mas con los en-
fermos suelen contraerla con mas frequencia y
facilidad.* C'est ainsi que Bannarez a traduit les
expressions suivantes de Cleghorn : *Yet those who
are much conversant among the sick, are most
liable to catch the distemper.*

Article XVI.

*Les Fièvres intermittentes qui furent observées à l'île
de Minorque par Cleghorn, étaient contagieuses.*

Cleghorn, médecin anglais, qui était à l'île de
Minorque, nous a donné l'histoire des maladies qui
y régnèrent depuis 1744 jusqu'à 1747. J'en prendrai
quelques fragmens que je traduirai pour la com-
modité de quelques-uns de mes lecteurs, et je les
accompagnerai de réflexions succinctes.

« Dans le mois de juillet 1744, les fièvres tierces
de différente forme parurent parmi les personnes
de tout âge, se répandant, de l'une à l'autre, par
contagion, *and spreading from one to another,
by contagion.* Elles devinrent plus nombreuses,
de jour en jour, jusqu'à l'équinoxe d'automne, et
se propagèrent, avec une extrême fureur, parmi
les personnes de tout rang et de toute constitution,
tant originaires du pays qu'étrangères; après quoi

(1) Nous avons donné une pareille assertion d'après Lancisi.

elles diminuèrent graduellement, lorsque l'hiver arriva, la contagion étant rendue inactive par le froid. »

Ceci est conforme à ce que nous avons dit, que la saison froide arrête les progrès de la fièvre intermittente, de même qu'elle arrête ceux de la peste et de la fièvre jaune.

« Dans les temps que les fièvres tierces régnaient, le choléra-morbus, les ébullitions de sang et la porcelaine, devinrent fréquentes et épidémiques, dans un degré inférieur ; mais ces complications furent rarement observées après septembre, au lieu que les fièvres durèrent jusqu'à l'hiver. »

Ce cortége de la fièvre intermittente indique, avons-nous dit ailleurs, qu'elle a un caractère pernicieux, et par conséquent qu'elle est contagieuse. On doit faire le même raisonnement sur ce qui va suivre.

« Les diarrhées, les dysenteries et les tenesmes firent leur apparition pendant l'été et l'automne. Ces maladies étaient épidémiques ; mais certaines années elles se montrent si rarement, qu'à peine méritent-elles ce nom ; tandis que dans d'autres elles sont aussi fréquentes que les fièvres intermittentes. »

Cleghorn fait ensuite une courte digression sur les changemens que ces maladies éprouvent en passant d'une saison à l'autre. Il parle du choléra-morbus, qui a souvent une marche intermittente, ou qui accompagne l'accès de fièvre; des dysenteries, qui se changent en fièvres intermittentes et réciproquement; et des pleurésies mortelles, qui remplacent les fièvres intermittentes à l'entrée de l'hiver. Il trouve entre ces maladies tant de connexions, qu'il dit qu'elles ont fait alliance. *There seem likewise to be a near alliance amongst all the diseases above-mentioned.* Nous avons appelé cela, le changement de forme que la même maladie subit par la succession des saisons. Cleghorn ajoute que les hommes qui ont des échauboulures ou la couperose, sont très-sujets à la fièvre; ce qui se rapporte à ce que nous avons dit, d'après notre observation, du picotement incommode, semblable à l'urtication dont les Français souffraient à Rome.

« En 1747, au mois de septembre, lorsque la dysenterie diminuait, les fièvres intermittentes augmentaient en nombre; elles étaient très-malignes et causaient une grande mortalité, particulièrement dans les parties méridionales de l'île. Un régiment qui était en garnison à Mahon, perdit quarante hommes, et la plupart de ceux qui survécurent, restèrent faibles, maladifs et de mauvaise couleur jusqu'au printemps. »

Dans cette circonstance, Cleghorn a constaté que des hommes nés sous des latitudes nord, souffrent beaucoup lorsqu'ils passent dans des pays méridionaux ; et, après lui, j'ai confirmé cette observation, en constatant, également, que les Allemands ou les Russes, dont le régiment d'Isembourg était composé, moururent en plus grand nombre, à Rome, que les hommes des autres troupes ; et que, dans ce cas, la fièvre intermittente pernicieuse des états romains se montra sous les traits de la fièvre jaune ; ou que c'était, à proprement parler, la fièvre jaune même : ce qui nous a paru probable, vu que nous avons établi, par des calculs thermométriques, que ces Allemands s'étaient trouvés, à Rome, dans les mêmes circonstances qui peuvent donner la fièvre jaune aux Européens nouvellement arrivés en Amérique.

CONCLUSION GÉNÉRALE.

D'après les recherches que nous venons de faire, on est forcé de reconnaître que tout ce qui a été écrit, jusqu'à ce jour, sur la contagion de la fièvre intermittente, est incohérent et peu persuasif. La manière générale et superficielle avec laquelle on a parlé de cette question, indique bien que les médecins qui ont soutenu l'affirmative, étaient tellement convaincus de cette contagion, qu'ils n'ont pas jugé nécessaire d'en rapporter des observations ; car tous assurent en avoir été témoins.

Mais aujourd'hui on ne croit pas sur parole; il
faut des faits, et les assertions de ces médecins
n'étant point étayées de narrations historiques de
maladies, laissent le doute dans l'esprit du lecteur;
et du doute à l'incrédulité il n'y a qu'un pas. Nous
avons dû éviter cet inconvénient, et nous pensons
que les faits que nous avons rapportés, auront jeté
plus de jour sur la question présente, parce qu'ils
sont plus circonstanciés que tous ceux qui ont été
indiqués par les auteurs dont nous avons parlé.

A ces faits nous ajouterons l'opinion de quelques
écrivains que nous n'avons pas eu occasion de citer.
Coliny recommande de ne point se coucher avec
des personnes qui ont la fièvre intermittente, de
crainte de la prendre par contagion, ainsi qu'il en
a vu des exemples : *accubitus cum œgris, dit-il,*
febre laborantibus, ob contagii à me subindè obser-
vati metum, fugiatur (1). Truka ne rapporte
point avoir fait de pareilles observations; mais il
parle de cette contagion en historien, et ce qu'il en
dit est on ne peut pas plus affirmatif. *Contagium*
quod licet nonnulli admittendum haud esse sen-
suerant, tamen adeò manifestè ex observatione
accurata epidemiarum evincitur, ut locum dubi-
tandi non relinquat (2). Il rapporte encore de

(1) *Tractatus de febribus intermittentibus, etc.* Argento-
rati, 1760.

(2) *Historia febrium intermitt.* Vindobonæ, 1775.

Meibonius, la remarque suivante : *Meibonius adeò contagiosam epidemiam Guelpherbiti , anno 1666, observavit, ut , omnibus in una aliqua domo , numerosâ familiâ , decumbentibus , statìm corriperentur, si qui ad ministrandum imprimis noviter accessissent* (1). Heverman a vu également , dans le Holstein, une épidémie de fièvre intermittente, qui était contagieuse. Trnka dit encore d'après lui : *perindè in epidemia Holsatiensi vidit Heverman, sanos , si in eodem lecto somnum capiebant , morbum contraxisse.* Le docteur Bally , après avoir donné une pareille assertion , rapporte , 1°. que Amelung a vu la fièvre intermittente se répandre par contagion ; 2°. que Schafer, médecin allemand, a constaté que si l'on couche dans un lit imprégné de la sueur d'un fébricitant, on aura la fièvre intermittente ; 3°. que, selon Wilson , les fièvres intermittentes acquises par contagion, ont le caractère du typhus ; 4°. et que Stix a vu des fièvres intermittentes simples passer à l'état pernicieux, et devenir contagieuses.

Fort de ces autorités, de notre observation et des preuves que l'induction nous a fait découvrir , nous persistons à croire que la fièvre intermittente est contagieuse , et qu'elle n'est qu'une des quatre formes générales du principe morbifique qui produit aussi la peste, la fièvre jaune et le typhus. Si l'on nous

(1) *De febre interm. epidemica.*

demandait quel rapport elle a avec ces trois fléaux
de l'humanité, nous dirions qu'elle est à la fièvre
jaune ce que le typhus est à la peste (1); mais
qu'elle tient de chacun d'eux, lorsque les causes
qui la suscitent, tiennent aussi de celles qui donnent
naissance à ces mêmes fièvres.

Nous avons consacré ce principe, que l'intermittente, soit simple, soit pernicieuse, est toujours
la même maladie qui parcourt différens degrés
d'intensité, et qu'elle ne parvient au dernier, c'est-
à-dire à l'état pernicieux, que dans les circonstances qui donnent aux trois fièvres précitées la
faculté de se répandre par contagion. Cette vérité,
qui est écrite en caractères ineffaçables dans toutes
les histoires d'épidémies contagieuses, est devenue
le fondement de notre théorie, et nous a conduit
à cette conséquence, que dans certains cas la fièvre
intermittente sera contagieuse, et non point dans
quelques autres. Les principes que nous avons
posés ensuite se succèdent et s'enchaînent naturel-

(1) Si l'on y réfléchit bien, on reconnaîtra que les maladies
observées à l'ouest sont celles du sud; mais qu'elles ont moins
d'intensité; et que celles qui règnent au nord, sont plus analogues à celles de l'est qu'à celles du sud; ensorte que l'on
pourrait considérer, le principe général des maladies, comme
passant de la forme de fièvre intermittente à celle de fièvre
jaune, à mesure qu'on irait de l'occident au midi, ou de la
forme de typhus à celle de peste, en allant du septentrion en
orient. Il est probable que tout ce qui sortirait de cette règle
générale dépendrait de quelqu'accident.

lement; ils sont en harmonie avec nos connaissances sur les phénomènes célestes, avec la zoologie, la géologie et toute la nature. Le monde
entier dépose en leur faveur; ils sont applicables
à tous les pays, dans des proportions dont la mesure est donnée précisément par la latitude et par
la composition topographique de chaque pays;
mais ils sont aussi invariables que les causes ou
les agens qui produisent ces maladies, et qui sont
liés à l'harmonie de l'univers.

Pour les établir, nous n'avons pas attaqué les
opinions particulières, soit anciennes, soit modernes,
qui leur sont opposées, parce que le point d'où
nous sommes parti est trop au-dessus d'elles, et
qu'au premier essor nous avons senti combien il
était inutile de combattre, lorsqu'une route toute
nouvelle s'ouvrait devant nous. Tous les pro-
blèmes que la discussion a offerts ont été résolus à
l'aide de l'expérience et de l'autorité des médecins et des physiciens d'un mérite supérieur. Nous
avons apporté dans cette discussion une impartialité très-grande, et peut-être aussi quelques lumières qui nous ont été données par une longue
observation, seul bien qui nous reste de quatorze
années péniblement passées dans le service des
armées. Nous sommes convaincu que c'est dans les
grands hôpitaux, lorsqu'ils sont mal tenus, dans
l'asile trop resserré de l'indigence, dans les pays

chauds et marécageux, et dans les temps d'épidémie, que la fièvre intermittente devient contagieuse ; c'est aux médecins qui sont à portée de la
voir dans de telles circonstances , que nous sou-
mettons notre travail et qu'il appartient de le juger.

En considérant ainsi la fièvre intermittente,
nous l'avons mise dans un cadre nosologique plus
naturel que ceux où elle a été placée par la plupart des auteurs ; mais nous avons fait plus , nous
avons tracé les linéamens d'une classification pyré-
tologique qui comprendrait toutes les fièvres endémiques connues ou à connaître dans toutes les régions du monde, et qui les classerait d'une manière
naturelle et facile, relativement , 1°. à la composition topographique de chaque pays ; 2°. à sa latitude plus ou moins méridionale ; 3°. à son élévation au-dessus du niveau de la mer (1). Ces causes
primordiales et générales de toutes ces fièvres,

(1) L'impression de cet ouvrage touchait à sa fin , lorsque j'ai
lu dans le *Moniteur* le rapport de la Faculté de Médecine de
Paris., provoqué par son Excellence le Ministre de l'Intérieur,
sur la fièvre jaune. En même-temps on demandait dans les journaux, à quoi tient l'irruption des maladies contagieuses qui se
montrent simultanément, comme la fièvre jaune en Amérique,
le typhus en Europe, et la peste en Afrique. Sans doute on en
trouverait la cause générale dans l'intempérie des saisons de
l'année dernière ; mais si j'ai pénétré le mystère de la nature
de ces maladies, il sera facile de répondre plus positivement ,
en reconnaissant que ces continens se sont infectés réciproquement. Dans ces derniers temps, de grandes émigrations d'Irlan-

sont aussi les bases que la nature indique pour les classer convenablement. En se dirigeant d'après ces chefs, on se trouvera d'accord avec le grand système de l'harmonie universelle, par laquelle

dais se sont portées dans les Etats-Unis d'Amérique ; elles y ont donné lieu à la fièvre jaune. (Cette opinion est conforme à ce que j'ai dit de l'influence du climat américain sur les hommes du nord de l'Europe.) En même-temps l'Irlande est devenue le théâtre d'une cruelle épidémie de typhus ; la cause en est évidente. Ce pays et les Etats-Unis ont eu des relations multipliées ; leurs habitans se sont visités tour-à-tour, et se sont communiqué leurs maladies. J'estime, surtout, que l'Irlandais qui fuyait la misère dont il était accablé dans son pays, et qui la retrouvait en Amérique, revenait, triste et malheureux, dans sa patrie en y portant les élémens de la fièvre jaune. Cette dernière maladie a perdu sa forme sous le ciel froid de l'Irlande, parce que, ainsi que Lind l'avait reconnu, et que je l'ai prouvé dans le cours de ces Recherches, la fièvre jaune ne peut point se développer en Angleterre, puisque ce pays est au-delà du 50me degré de latitude nord ; mais elle y est devenue typhus contagieux, parce que telle est, sous une pareille latitude, la forme que prend la maladie sur laquelle le climat exerce sa plus grande influence. On pourrait, peut-être, expliquer ainsi l'irruption de la peste en Afrique, si la piraterie ne rendait extrêmement difficiles non-seulement les relations commerciales, mais même celles qui intéressent les sciences pour lesquelles les peuples d'Afrique ne sont point portés. La fièvre jaune n'est, probablement, si terrible en ce moment à la Havane, que parce que ce pays est devenu le refuge des Espagnols américains qui veulent se soustraire aux troubles qui agitent la Nouvelle-Espagne ; ou bien encore, parce que c'est là que se réunissent les Espagnols européens qui sont destinés à faire partie des expéditions contre les indépendans. C'est à de pareilles causes que j'ai attribué la véhémence de l'épidémie qui régna l'an dernier à la Martinique.

tous les phénomènes du monde dépendent du ba-
lancement des puissances naturelles, harmonie
qui unit le ciel et la terre, les êtres vivans et les
choses inanimées, qui rassemble et qui sépare les
élémens de tout ce qui existe, qui crée et qui détruit en suivant des lois constantes, qui entretient
la vie par la mort, qui réalise à chaque instant ce
qu'en morale on appelle *compensation du bien et
du mal*, et qui, en parcourant des cercles infi-
nis, explique aux fragiles humains le mystère de
l'éternité.

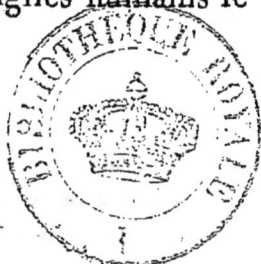

FIN.

Imprimerie de P. GUEFFIER, rue Guénégaud, n°. 31.

TABLE.

SECONDE PARTIE.

TROISIÈME PARTIE.

FIN DE LA TABLE.

Fautes essentielles à corriger.

Pag. 39, *ligne* dernière, corromperaient, *lisez* : corrompraient.

79, *ligne* 24, (1), *lisez* : (2)

124, *ligne* 20, l'utilité, *lisez* : l'inutilité.

210, *ligne* 12, est peu d'action, *lisez* : peu d'action.

id., *ligne* 13, annihilée, *lisez* : est annihilés.